PFLÜGER's ARCHIV

FÜR DIE GESAMTE

PHYSIOLOGIE

DES MENSCHEN UND DER TIERE

HERAUSGEGEBEN

VON

E. ABDERHALDEN HALLE A. S.

A. BETHE FRANKFURT A. M.

R. HÖBER KIEL

Sonderabdruck aus 199. Band, Heft 1/2

Karl Wirz:

Das Verhalten des Druckes im Pleuraraum bei der Atmung und die Ursachen seiner Veränderlichkeit

Springer-Verlag Berlin Heidelberg GmbH 1923

ISBN 978-3-662-42742-2 ISBN 978-3-662-43019-4 (eBook)
DOI 10.1007/978-3-662-43019-4

Verlagsbuchhandlung Julius Springer in Berlin W 9, Linkstr. 23/24
Fernsprecher: Amt Kurfürst, 6050—6053. Drahtanschrift: Springerbuch-Berlin
Reichsbank-Giro-Konto u. Deutsche Bank, Berlin, Dep.-Kasse C
Postscheck-Konten: für Bezug von Zeitschriften und einzelnen Heften: Berlin Nr. 20120 Julius Springer, Bezugsabteilung für Zeitschriften; für Anzeigen, Beilagen und Bücherbezug: Berlin Nr. 118935 Julius Springer.

199. Band. **Inhaltsverzeichnis.** 1./2. Heft.

Fortsetzung des Inhaltsverzeichnisses siehe III. Umschlagseite!

Das Verhalten des Druckes im Pleuraraum bei der Atmung und die Ursachen seiner Veränderlichkeit.

Von

Karl Wirz, Basel.

(Aus der physiologischen Anstalt Basel.)

Mit 13 Textabbildungen.

(Eingegangen am 22. Dezember 1922).

Inhalt:

I. Einleitung.

1. Allgemeine Aufgabe.

Vorliegende Arbeit ist eine Weiterführung der Untersuchung *F. Rohrers*[1]) über den Zusammenhang der Atemkräfte. Während in jener Arbeit die Statik der Atemkräfte behandelt wurde, sollen hier die dynamischen Verhältnisse untersucht werden für diejenigen Kräfte,

[1]) Pflügers Arch. f. d. ges. Physiol. **165**, 419—444. 1916.

welche an der Lungenoberfläche (Pleuradruck) und im Lungengewebskörper wirksam sind, ohne auf die übrigen, im Bereich des Brustkorbes wirkenden einzugehen.

Über den Pleuradruck und einzelne diesen beeinflussende Kräfte sind eine größere Anzahl experimenteller Untersuchungen vorhanden, ohne daß eine zusammenhängende Darstellung dieser Beziehungen bereits vorliegen würde. Diese Lücke auszufüllen, ist die Absicht dieser Untersuchung, welche ich auf Anregung und unter der Leitung von Dr. *F. Rohrer* an der physiologischen Anstalt Basel ausführte.

2. Historisches.

Da die ziemlich komplizierte Untersuchungstechnik bei der Messung des Pleuradruckes zu nicht unerheblichen Differenzen hinsichtlich des Vorgehens und der Resultate Anlaß gegeben hat, soll im folgenden zunächst ein kurzer Überblick über die wichtigsten, den Pleuradruck betreffenden Arbeiten gegeben werden.

Der Übersicht wegen teilen wir sie in 3 Gruppen ein, entsprechend dem Prinzip, das dem experimentellen Vorgehen bei der Bestimmung des Pleuradruckes zugrunde liegt.

Zu der *I. Gruppe* fassen wir diejenigen Arbeiten zusammen, in welchen der Pleuradruck nicht auf direktem Wege, mittelst einer Pleurakanüle ermittelt wird, sondern indirekt, durch Bestimmung des Lungeninnendruckes (z. T. nach Eröffnung des Brustkorbes). Ein solches Vorgehen ist natürlich nur an der Leiche möglich und ermöglicht nur statische Bestimmungen.

Auch die Arbeiten der *II. Gruppe* basieren auf einem indirekten Verfahren, nämlich auf der Messung respiratorischer Druckschwankungen an extrapleural gelegenen Stellen der Brusthöhle.

Die *III. Gruppe* umfaßt diejenigen Arbeiten, die eine direkte Messung des Pleuradruckes unter Benutzung einer Pleurakanüle zur Grundlage haben.

Die *I. Gruppe* umfaßt namentlich die älteren Arbeiten.

Als erster ist *J. Carson*[1]) zu nennen, der (1819) die elastische Retraktionskraft der Lungen gemessen hat, wohl ohne die Bedeutung zu kennen, die dieser Kraft beim Atmungsvorgang zukommt. *Carson* ging in der Weise vor, daß er an die isolierte Trachea eines Tieres ein Glasgefäß mit seitlichem Steigrohr anschloß und, nach Eröffnung des Thorax, durch Zugießen von Wasser in das Steigrohr (bis ersteres wieder seinen ursprünglichen Stand erreicht hatte) den Druck zu bestimmen suchte, der notwendig war, um die Lungen in ihren ursprünglichen Dehnungszustand zurückzubringen. *Carson* fand, daß die elastische Kraft der Lungen bei Kälbern, Schafen und großen Hunden einer ca. $1^1/_2$ Fuß hohen Wassersäule das Gleichgewicht hielt, während bei Kaninchen und Katzen der Druck einer Wassersäule von 6—10 Zoll Höhe dazu notwendig war.

---

[1]) Philos. transact. **42**. 1820.

Eine der bekanntesten und am häufigsten zitierten Arbeit, welche sich mit Größenbestimmungen des Pleuradruckes befaßt, ist die klassische Arbeit von *Donders*[1]) aus dem Jahre 1853.

Bei seinen Bestimmungen ging *Donders* in der gleichen Weise vor wie *Carson*, ohne jedoch, wie es scheint, dessen Untersuchungen gekannt zu haben. Statt eines mit Wasser gefüllten Steigrohres benutzte *Donders* ein gewöhnliches Hg-Manometer, das er luftdicht mit der Trachea in Verbindung setzte. Daß er die Größe des Pleuradruckes nicht direkt bestimmte, lag an der Unmöglichkeit, ein Manometer mit dem Pleuraraum zu verbinden, ohne daß durch Eindringen von Luft in letzteren ungenaue Werte erhalten würden. Die *Donders*schen Angaben, auf die man noch heutzutage immer wieder zurückgreift, sind unzählige Male nachgeprüft worden, und es sind vor allem die zahlreichen Bestimmungen von *Perl*[2]) (1869) zu nennen, der an über 100 Leichen nach der *Donders*schen Methode Druckbestimmungen vorgenommen hat, um dabei namentlich den Einfluß pathologischer Veränderungen an den Lungen bzw. im Pleuraraum auf die Größe der Spannkraft der Lungen zu studieren.

Besonderes Interesse beanspruchen die Untersuchungen von *Heynsius*[3]) (1882), die darauf gerichtet waren, die Beziehungen zwischen Größe der elastischen Retraktionskraft und Dehnungszustand der Lunge (d. h. Lungenvolumen) festzustellen. *Heynsius* suchte zunächst in der Weise vorzugehen, daß er mittelst eines mit Wasser gefüllten Gefäßes, das durch Änderung seines Standes das Einführen abgemessener Luftmengen in die Lungen gestattete, verschiedene Dehnungslagen herstellte und für jede derselben den Binnendruck der Lungen bestimmte. — Die auf diese Weise gewonnenen Werte waren jedoch sehr schwankend und unbestimmt. — *Heynsius* ist der Ansicht, daß beim Aufblasen der Lunge von der Trachea aus niemals eine gleichmäßige Entfaltung der Alveolen in allen Lungenpartien zu erzielen sei, daß vielmehr stets eine größere oder kleinere Anzahl von Alveolen überhaupt nicht zur Entfaltung komme, wodurch der Innendruck der Lunge bald größer, bald kleiner sei — bei gleichem Luftgehalt der Lunge. — (Vgl. die Arbeit von *Cloetta.*) — Aus diesem Grunde änderte *Heynsius* seine Versuchsanordnung in der Weise ab, daß er die Entfaltung der Lungen nicht mehr durch Überdruck von der Trachea aus, sondern durch Verminderung des Außendruckes bewerkstelligte, und zwar entweder durch Herabziehen des Zwerchfells von der eröffneten Bauchhöhle aus, bis eine bestimmte Luftmenge in die Lunge eingeströmt war, teils vermittelst einer Saugpumpe, wobei die Lungen aus dem Brustkorb entfernt und in einen Glasmantel gebracht wurden. — Beide Methoden ergaben befriedigende Resultate, welche sich auch mit neueren, auf direktem Wege ermittelten Angaben (z. B. von *Büdingen*) decken.

Während die Arbeiten der I. Gruppe auch insofern Interesse bieten, als sie zeigen, wie von ganz rohen Bestimmungen aus durch stufenweise Vervollkommnung der Methode eine größere Genauigkeit der Resultate erzielt wird, so kommt der *II. Gruppe* nur eine geringe historische Bedeutung zu, da sie, auf unrichtigen Voraussetzungen aufgebaut, keinen Anstoß zur Vervollkommnung der Untersuchungsmethoden oder zur Erweiterung der Fragestellung gegeben hat.

---

[1]) Beiträge zur Mechanik der Respiration und Zirkulation im gesunden und kranken Zustande. Zeitschr. f. ration. Med. **3.** 1853.

[2]) Dtsch. Arch. f. klin. Med. **6.** 1869.

[3]) Pflügers Arch. f. d. ges. Physiol. **29.**

Nur der Vollständigkeit halber führe ich die hierher gehörigen Arbeiten an: *Luciani* und *Rosenthal* glaubten durch Einführen von Kanülen und Sonden in den Oesophagus Aufschluß über die Größe der interpleuralen Druckschwankungen erhalten zu können. — *Adamkiewicz* und *Jakobson* bestimmten zu demselben Zweck die Druckverhältnisse im Herzbeutel; *Meltzer*[1]) im retrooesophagealen Gewebe. — Daß bei allen diesen Verfahren andere Werte erhalten werden, als sie den Druckverhältnissen im Pleuraraum entsprechen, ist von vornherein zu erwarten, da die Stellen, an welchen die Druckmessung vorgenommen wurde, durch mehr oder weniger straffes Gewebe vom Pleuraraum getrennt sind.

Das gemeinsame Verfahren der *III. Gruppe* ist das einzige, das — natürlich innerhalb gewisser Fehlergrenzen — Aufschluß geben kann über die Druckschwankungen im Pleuraspalt während der Atemtätigkeit.

Die Reihe der auf diesem direkten Wege vorgehenden Forscher eröffnet *C. Ludwig*[2]), der 1847 als erster die bei der Atemtätigkeit bestehenden interpleuralen Druckschwankungen nachgewiesen und sogar graphisch registriert hat. — Da bei der Verwendung einer offenen Pleurakanüle stets ein kleiner Pneumothorax entsteht, glaubte *Ludwig* die durch die Pneumothoraxbildung bedingte Fehlerquelle umgehen zu können durch Zwischenlagerung einer kleinen, dünnwandigen Gummiblase, die, mit dem Ende der Pleurakanüle verbunden, samt der Schlauchleitung bis zum Manometer hin mit Wasser angefüllt war. — Die beim Einführen der Gummiblase in den Pleuraraum eingedrungene Luft entfernte er durch die Pleurawunde, indem er, unter gleichzeitigem Verschluß der Glottis, den Thorax komprimierte. — (Allerdings war jetzt kein Pneumothorax vorhanden, jedoch wurden bei *Ludwigs* Verfahren neue Fehlerquellen geschaffen — einmal durch die Deformation des interpleuralen Spaltraumes durch die Gummiblase und zweitens dadurch, daß die Druckübertragung auf das Manometer unter Zwischenschaltung einer Gummimembran vor sich ging. Natürlich konnte *Ludwig* bei der großen Trägheit des von ihm benützten Schreibapparates [Hg-Manometer] nur die groben respiratorischen Druckschwankungen beobachten und registrieren, so daß jene oben genannten Fehlerquellen überhaupt nicht ins Gewicht fallen.)

D'Arsonval[3]) (1877) und *Frédericq*[4]) (1882) (eine Besprechung und Kritik dieser Arbeiten findet sich bei *Heynsius*) benützten zu ihren Versuchen offene Kanülen, die an dem in den Pleuraraum ragenden Ende mit seitlichen Löchern versehen waren. Die beim Einführen der Kanüle in den Pleuraraum eingedrungene Luft wurde durch Absaugen entfernt. *D'Arsonval* gibt außerordentlich hohe Werte für den negativen Pleuradruck an, was wohl darauf zurückzuführen ist, daß beim Absaugen der Luft aus der Kanüle die Lungenpleura sich ventilartig vor die Öffnung derselben gelegt und diese verschlossen hat. Das Manometer weist auch in solchem Fall noch respiratorische Druckschwankungen auf, wie dies *v. der Brugh* beobachtet hat; diese stimmen jedoch durchaus nicht mit den im Pleuraraum herrschenden Druckverhältnissen überein. — In der Arbeit von *Frédericq* fehlt überhaupt jede Zahlenangabe bezüglich der Größe des negativen Pleuradruckes.

Quinckes[5]) (1878) Arbeit behandelt namentlich die interpleuralen Druckverhältnisse bei Anwesenheit von Trans- und Exsudaten in der Pleurahöhle.

[1]) Journ. of physiol. **13**, 218. 1892.

[2]) Beiträge zur Kenntnis des Einflusses der Respirationsbewegung auf den Blutlauf im Aortensystem. Müllers Arch. 1847.

[3]) Recherches théoréth. et expér. sur le rôle de l'élast. des poumons, Thèse. Paris 1877.

[4]) Arch. de biol. **3**.

[5]) Dtsch. Arch. f. klin. Med. **21**.

Die Untersuchungen *Weils*[1]) (1882) sind vor allem auf interpleurale Druckbestimmungen bei verschiedenen Graden und Formen von Pneumothorax gerichtet, wobei *Weil* bezüglich der ersteren in der Weise vorging, daß er sukzessive abgemessene Luftmengen zwischen die Pleurablätter brachte bzw. umgekehrt die Pleurahöhle stufenweise entleerte. Es finden sich in seiner Arbeit ausführliche Angaben über das Verhalten der respiratorischen Druckschwankungen im Pleuraraum bei offenem und bei Spannungspneumothorax. — *Weil* bediente sich bei seinen Versuchen einer Glaskanüle mit endständiger Öffnung.

Bezüglich der Größe der respiratorischen Druckschwankungen im Pleuraraum beim Menschen finden wir einige Angaben in der Arbeit von *Aron*[2]), der 1891 bei einer Patientin, die wegen Pleuraempyems mit *Bülau*scher Saugdrainage behandelt wurde, die interpleuralen Druckschwankungen aufzeichnete durch Verbindung eines Schreibapparates mit dem Drainageschlauch. — Auch bot sich ihm weiterhin Gelegenheit, seine diesbezüglichen Untersuchungen bei einem Patienten mit Pneumothorax fortzusetzen. 1900 entschloß er sich sogar, an einem gesunden Menschen die Messung der Pleuradruckschwankungen vorzunehmen. Er bediente sich dazu eines Troikarts von 2 mm Durchmesser und, wie in den beiden ersten Versuchen, eines Glycerin-Manometers, das zur graphischen Registrierung mit Schwimmer und Schreibfeder ausgerüstet war. Während in den ersten Fällen pathologische Verhältnisse vorliegen, kann auch im letzten Fall eine genaue Wiedergabe der Druckschwankungen im Pleuraraum nicht erwartet werden, da einerseits die Verwendung eines derartigen Schreibapparates zur Registrierung feinerer Einzelheiten im Druckablauf nicht geeignet ist, andrerseits durch das Hineinragen eines Troikarts in den Pleuraraum nicht nur die Atemexkursionen reflektorisch eingeschränkt werden, sondern überhaupt eine genaue Druckregistrierung nicht möglich ist, da die Öffnung des Troikarts nicht frei im Pleuraraum liegt, sondern von der an der Spitze sich reibenden Lungenoberfläche bald mehr, bald weniger verschlossen wird. — Immerhin konnte *Aron* interessante Feststellungen bezüglich der wechselnden Größe des Pleuradruckes in Abhängigkeit von der Körperlage machen. Er fand nämlich, daß der negative Wert des Pleuradruckes beim sitzenden Menschen größer ist als beim liegenden, was er auf den höheren oder niedrigeren Stand des Zwerchfells zurückführt.

Büdingen[3]) (1896) stellte seine Versuche an Hunden und Kaninchen an und benützte dabei eine von ihm selbst konstruierte Kanüle, die es ihm ermöglichte, ohne Schaffung eines Pneumothorax die Verbindung zwischen Pleuraraum und Druckschreiber herzustellen. Doch haften auch dieser Kanüle — wie *Büdingen* zum Teil selbst zugibt — gewisse Nachteile an: in erster Linie der, daß diese Kanüle (wie alle bisher angeführten) beträchtlich (etwa 2 cm) über die innere Thoraxwand vorragt und an dieser Stelle die Lungenoberfläche zurückdrängt. Dadurch kommt die Kanüle mit ihrer Öffnung in eine Art Tasche oder Falte der Lungenoberfläche zu liegen, die sich trichterförmig über das Kanülenende stülpt. Es ist anzunehmen, daß infolge dieser Deformation des Pleuraspaltes in der Umgebung der Kanüle andere Druckverhältnisse herrschen als im übrigen Pleurararum, indem besonders bei forcierter Exspiration die Visceralpleura gegen die Kanülenöffnung gepreßt wird und diese verschließt, so daß kurz dauernde Drucksteigerungen im Pleuraraum entweder überhaupt nicht oder nur abgeschwächt auf den Schreibapparat übertragen werden. — *Büdingen* selbst gibt an, daß seine an Kaninchen gewonnenen Resultate nicht völlig feststehend seien, weil die Spitze der Kanüle oft zwischen zwei Lungenlappen oder sogar zwischen untere Lungenfläche und Zwerchfell

[1]) Dtsch. Arch. f. klin. Med. **25** u. **29**.

[2]) Arch. f. pathol. Anat. **126** u. **160**.

[3]) Arch. f. experim. Pathol. u. Pharmakol. **39**.

eingedrungen war. — Außerdem kommen beim Einführen der Kanüle durch ihre mit Federkraft vorschnellende Spitze leicht Verletzungen der Lungenoberfläche zustande — namentlich bei den so leicht lädierbaren Kaninchenlungen. — *Büdingen* beschränkt sich nicht auf quantitative Bestimmungen des Pleuradruckes, sondern er weist auch an Hand zahlreicher Kurven auf deren Formveränderungen hin, wie sie zustande kommen, wenn die Atmung in verschiedenster Weise beeinflußt wird, z. B. durch Tracheotomie, durch Behinderung des Ein- und Ausströmens der Atemluft, durch Schaffung eines Pneumothorax — sei es auf der Seite, die die Kanüle trägt, sei es auf der anderen — usw.

Um die Größe des Pleuradruckes bei völlig luftleerer Pleurahöhle festzustellen, was seiner Ansicht nach unmittelbar, d. h. durch Absaugen der Luft niemals erreicht werden kann, geht *van der Brugh*[1]) (1900) in der Weise vor, daß er bestimmte Luftmengen in den Pleuraraum bringt und die jeweilige inspiratorische oder exspiratorische Größe des Pleuradruckes mißt. — Die auf diese Weise ermittelten Beziehungen zwischen Dehnungsgröße der Lungen (ausgedrückt durch das Volumen der in den Pleuraraum eingebrachten Luft) und Pleuradruck (maximale oder minimale Werte, die — falls sie der elastischen Spannung der Lungen entsprechen sollen — jeweils mit dem Moment des Phasenwechsels zusammenfallen müssen) stellt *van der Brugh* in einem Koordinatensystem dar und sucht durch Konstruktion des Endstückes der erhaltenen Kurve den Druckwert für die „leere“ Pleurahöhle zu ermitteln. — *Van der Brugh* findet, daß die Elastizitätskurve der Lunge nicht eine Gerade darstellt, sondern — wenigstens bei höheren Dehnungssgraden, eine Krümmung aufweist, die einer rascheren Druckzunahme entspricht. — Diese Angabe ist an Hand zahlreicher Untersuchungen an Lungen verschiedener Tierarten von *Cloetta*[2]) nicht bestätigt worden; sie ergaben vielmehr innerhalb des normalen Dehnungsbereiches ein proportionales Verhalten von Lungenvolumen und elastischer Spannung.

Von besonderem Interesse sind die Pleuradruckkurven von *Siehle*[3]) (1905), da die von ihm verwendete Pleurakanüle alle die Fehlerquellen zu umgehen sucht, die sämtlichen bisher erwähnten Kanülen anhaften. — Das dreieckige Endstück der von *Siehle* benützten Kanüle, das zwischen die Pleurablätter zu liegen kommt, ist nur ca. 1,5 mm hoch, so daß keine wesentliche Deformation des Pleuraspaltraumes durch dasselbe zustande kommen kann. Die spaltförmigen Öffnungen befinden sich seitlich und sind durch ein geringes Überragen der Endplatte vor Verlegung durch die Lungenpleura geschützt. *Siehle* registrierte stets den Pleuradruck beidseitig, indem er beide Kanülen mit demselben Schreibapparat verband. — Neben der Pleuradruckkurve bei normaler Atmung zeichnete *Siehle* die interpleuralen Druckschwankungen nach Vagotomie und bei Vagusreizung auf.

Untersuchungen an Pferden über den interpleuralen Druckablauf während der Atmung wurden 1911 *von Bendele*[4]) veröffentlicht, der sich bei seinen Versuchen der von *Büdingen* konstruierten Pleurakanüle bediente. — Neben dem Pleuradruck registrierte *Bendele* in einer Reihe von Versuchen gleichzeitig den trachealen Seitendruck. Auffallend sind die hohen Druckwerte, die *Bendele* bei starker Dyspnoe (hervorgerufen durch kurzen Verschluß der Trachealkanüle) erhielt — (bis 600 mm Hg); selbst wenn man bedenkt, daß es sich um Tiere mit großer Körperkraft handelt, erscheinen solche Werte für den Pleuradruck unwahrscheinlich. Die Nachteile der *Bündingen*schen Kanüle sind bereits besprochen worden. Wenn sie sich auch bei diesen großen Versuchstieren sicherlich

[1]) Pflügers Arch. f. d. ges. Physiol. **82**.
[2]) Pflügers Arch. f. d. ges. Physiol. **152**, 339—364. 1913.
[3]) Arch. f. Anat. u. Physiol. 1905. Suppl.
[4]) Pflügers Arch. f. d. ges. Physiol. **139**.

weniger geltend machen als bei Kaninchen, so ist es doch nicht ausgeschlossen, daß z. B. die von *Bendele* gemachte Beobachtung, daß eine kurz dauernde, sprungweise Erhöhung des intrapulmonalen Druckes nicht auf den Pleuradruck übertragen werde, (z. B. beim Husten), und nur eine länger dauernde, über eine gewisse Zeit sich erstreckende intrapulmonale Drucksteigerung (wie dies z. B. beim Wiehern der Fall ist) sich an der Pleuradruckkurve bemerkbar mache, doch vielleicht auf die oben erörterten Unzulänglichkeiten der Pleurakanüle zurückzuführen ist.

In ähnlicher Weise, wie *Büdingen* dies getan hatte, untersucht *Bendele* die Beeinflussung der Pleuradruckkurve durch Tracheotomie, Hemmung des respiratorischen Luftstromes, Pneumothorax usw., wobei es ihm namentlich auf die Änderungen der Druckgröße unter den genannten Bedingungen ankommt.

Aus dieser kurzen Zusammenstellung der wichtigsten experimentellen Untersuchungen, die den Pleuradruck betreffen, geht hervor, daß mit zunehmender Vervollkommnung der Untersuchungstechnik sich immer mehr das Bedürfnis geltend macht, das Verhalten des Pleuradruckes unter möglichst verschiedenartigen Versuchsbedingungen festzustellen, um dadurch einen tieferen Einblick in die Beziehungen zwischen dem Pleuradruck und anderen bei der Atmung wirksamen Kräften zu erhalten. Es ist nun die Aufgabe vorliegender Arbeit, einen Beitrag zu diesen Bestrebungen zu liefern, und zwar das jeweilige Verhalten der Pleuradruckkurve unter den verschiedenartigsten Versuchsbedingungen auf die wechselnden Verhältnisse derjenigen Kräfte zurückzuführen, aus denen sich der dynamische Pleuradruck zusammensetzt.

3. Begriff des Pleuradruckes.

Zunächst seien noch einige Bemerkungen über den Begriff des Pleuradruckes überhaupt und über seine Komponenten eingeschaltet.

Der sog. „Pleuraraum“ stellt bekanntlich den zwischen den beiden Pleurablättern befindlichen, capillaren Spaltraum dar, der mit seröser Flüssigkeit angefüllt ist.

Da sich die Lunge stets, auch im Exspirationszustande, in Spannung befindet und bestrebt ist, sich gegen den Lungenhilus zusammenzuziehen, und zwar bis auf ein Volumen, das etwa den 4. Teil des Thoraxinhaltes ausmacht, so übt sie stets auf die peripher gelegenen Gewebe — capillare Flüssigkeitsschicht zwischen den Pleurablättern, Pleura parietalis, bindegewebige, muskulöse, knorpelige und knöcherne Bestandteile des Brustkorbes — einen Zug aus, so daß in diesem ganzen Gewebesystem dauernd eine gewisse Spannung herrscht, welche der retrahierenden Kraft des Lungengewebes das Gleichgewicht hält. Die in der capillaren interpleuralen Flüssigkeitsschicht herrschende Spannung bezeichnet man als Pleuradruck.

Da wir auch veränderte Verhältnisse schaffen können unter Zwischenlagerung weiterer Medien (Luft, Flüssigkeit), ohne daß das Zusammenwirken der Kräfte wesentlich sich ändert, so ist eine allgemeinere Definition erlaubt: *Der Pleuradruck ist die Kraft, welche an der Oberfläche der Lunge wirkt.*

Wir können das System im Ruhezustand oder in Bewegung befindlich betrachten und haben zunächst allgemein zwischen *statischem* und *dynamischem* Pleuradruck zu unterscheiden.

a) Statischer Pleuradruck.

Wenn wir zunächst statische Verhältnisse betrachten, so ist die bereits genannte elastische Retraktionskraft der Lunge eine stets vorhandene Komponente der an der Lungenoberfläche wirkenden Kraft.

In fötalem Zustande, und ebenso noch beim Neugeborenen, sind Thoraxvolumen und Volumen der retrahierten Lunge ungefähr gleich groß: diese füllt den Thoraxraum aus ohne sich in gedehntem Zustande zu befinden. — Mit fortschreitendem Wachstum des Thorax wird die Lunge mehr und mehr in den Zustand der Dehnung übergeführt; die Spannung im Lungengewebe, in der capillaren Flüssigkeitsschicht, in der Thoraxwandung nimmt stufenweise mit zunehmender Dehnung der Lunge zu. — Es steigt also die negative Größe des Pleuradruckes in den ersten Tagen und Wochen nach der Geburt von Null bis auf den ihr endgültig zukommenden Wert.

Ob noch andere Kräfte im Ruhezustand die Spannung, die im Pleuraspaltraum herrscht, beeinflussen, ist eine viel diskutierte, aber noch nicht entschiedene Frage.

Es ist vor allem der *Adhäsionskraft* eine große Rolle zugeschrieben worden [*Brauer*, *Roth*[1])], d. h. es wurde behauptet, daß die Attraktionskräfte (zwischen Pleura und capillarer Flüssigkeitsschicht, die Kohäsion der Flüssigkeitsteilchen, Attraktionskräfte zwischen den beiden Pleurablättern), die im capillaren Pleuraspaltraume wirksam sind, so groß seien, daß sie die Spannung, die in ihm herrschen sollte, nicht bloß kompensieren, sondern sogar überkompensieren und bewirken, daß der Pleuradruck nicht ein negativer, sondern ein positiver ist. Daß in dem capillaren Raum zwischen den Pleurablättern derartige Adhäsionskräfte wirksam sein können, ist wohl möglich; es frägt sich nur, ob sie ihrer Größenordnung nach gegenüber der elastischen Retraktionskraft der Lunge überhaupt in Betracht kommen. Nach neueren Untersuchungen [von *Stoevensand*[2])] scheint ihre Wirkung recht gering zu sein.

Eine weitere noch nicht untersuchte Frage ist, ob und wie weitgehend das *Eigengewicht der Lunge* den Pleuradruck beeinflußt.

Wenn man die Überlegung macht, daß auf ein jedes Element der Pleuraoberfläche neben der elastischen Retraktionskraft der Lunge die senkrecht unter bzw. über ihm befindliche Säule von Lungengewebe, ihrem Gewicht entsprechend, einen Zug bzw. Druck ausübt, so liegt die Annahme nahe, daß — bei größerem Lungengewicht wenigstens — zwischen oberen und unteren Thoraxpartien Druck-

[1]) Beitr. z. Klin. d. Tuberkul. **4**. 1905.

[2]) Arch. f. experim. Pathol. u. Pharmakol. **65**.

differenzen bestehen können. — Beim Menschen wäre, bei vollständiger Übertragung der Gewichtskräfte auf die Lungenspitze, schätzungsweise der negative Pleuradruck an der Lungenspitze im Stehen durch das Gewicht der Lunge um 1,5—2 cm H_2O größer als am Zwerchfell[1]). Noch weit erheblicher wäre diese Differenz bei größeren Tieren (Pferd, Rind, Elephant). Die Bedeutung des Lungengewichtes für den Pleuradruck zeigt sich in einer interessanten Abweichung im Bau der Atemorgane bei einem sehr großen Tiere, dem indischen Elefanten, wo nach *Boas* (Zool. Jahrb. **35**. 1906) die Pleurablätter durch ein weißliches, elastisches Gewebe verbunden sind. Bei einer adhärenten Lunge ist die Übertragung des Gewichtszuges auf die zu oberst liegenden Lungenpartien sehr erheblich eingeschränkt, indem kein Gleiten der Lunge an der Thoraxwand erfolgen kann, und diese Zugkräfte sich auf die Brustwand übertragen.

Auch bei verschieblicher Lunge ist es wahrscheinlich, daß nur ein beschränkter Anteil der Gewichtskräfte auf den Pleuradruck einen Einfluß ausübt, indem durch die Fixation der Lunge am Hilus ein großer Teil ihres Gewichtes als Zug auf die fest gebauten Stammbronchien bzw. die Trachea übertragen wird.

Während also (wenigstens bei kleinen und mittelgroßen Tieren) wesentliche Unterschiede des statischen Pleuradruckes an verschiedenen Stellen der Lungenoberfläche nicht anzunehmen sind, so ist es nicht ausgeschlossen, daß die Verhältnisse anders liegen während der Atemtätigkeit: Unter diesen Umständen wäre es möglich, daß, wie z.B. *Tendeloo* annimmt[2]), bis der Kräfteausgleich sich vollzogen hat, verschiedene Stellen des Pleuraraumes verschiedene Druckwerte aufweisen. Es wurden, da Unterschiede in der Beanspruchung verschiedener Lungenabschnitte auch für die Deutung pathologischer Befunde herangezogen worden sind, diese Verhältnisse bei unseren Versuchen an Kaninchen mitberücksichtigt.

Eine weitere Kraft, welche auf den statischen Pleuradruck Einfluß besitzt, ist der *Luftdruck in den Alveolen* der peripheren Lungenpartien. Bei geschlossener Glottis können durch die bewegenden Kräfte der Brusthöhlenwandung die verschiedensten — positiven oder negativen — statischen Druckwerte in der Lungenluft erzeugt werden. Die Differenz zwischen Lungeninnendruck und äußerem Luftdruck stellt eine Kraft dar, die in der gleichen Achse wirkt wie die Retraktionskraft der Lunge, und mit dieser sich daher additiv zu einer Resultante vereinigt, zu dem an der Lungenoberfläche herrschenden statischen Pleuradruck. $p = p_{el} + p_{alv}$[3]) Da Adhäsions- und Gewichtskräfte nicht in Be-

[1]) An der Flächeneinheit der Lungenspitzenpleura ist eine Parenchymsäule von 1 qcm Querschnitt und einer Länge entsprechend dem Abstand zum Zwerchfell, etwa 19 cm, aufgehängt, also das Gewicht von 19 ccm Parenchym. Bei einem Luftgehalt beider Lungen von 3,0 l in Mittellage und 600 g Lungengewicht, wovon $^2/_3$ als Parenchymgewicht gerechnet, beträgt das Gewicht von 1 ccm Parenchym 400 : 3600 = ca. $^1/_9$ g.

[2]) *Tendeloo*, Studien über die Ursachen der Lungenkrankheiten. Verlag Bergmann. 1902.

[3]) *Rohrer*, Pflügers Arch. f. d. ges. Physiol. **162**, 281. 1915 und **165**, 421. 1916.

tracht fallen, so haben wir in diesen beiden Kräften die Komponenten des statischen Pleuradruckes zu sehen. p_{el} ändert mit der Dehnungslage; p_{alv} ist abhängig von der Tätigkeit der Atemkräfte und kann bei der gleichen Dehnungslage ganz verschiedene Werte besitzen. Schon der statische Pleuradruck ist daher etwas sehr Veränderliches, und ein bestimmter Wert kann unter sehr verschiedenen Verhältnissen zustande kommen, unter ganz verschiedener Beteiligung der elastischen und pneumatischen Komponente. Wenn p_{alv} Null ist, wird der Pleuradruck gleich der elastischen Retraktionskraft der Lunge; auf dieser Beziehung beruht die Messung der Retraktionskraft durch Dehnung der Lunge von außen, wie sie z. B. *Heynsius* vornahm. Wenn der Druck an der Lungenoberfläche gleich Null wird, ist $p_{el} = -p_{alv}$; das ist die Messung der Retraktionskraft bei eröffnetem Thorax nach *Donders* durch den Druck in der Lungenluft, welcher jener Kraft das Gleichgewicht hält.

b) Dynamischer Pleuradruck.

Die beiden Komponenten des statischen Pleuradruckes sind auch bei Bewegung der Atemorgane wirksam; sie stellen auch die hauptsächlichen Komponenten des dynamischen Pleuradruckes dar. Die elastische Retraktionskraft ist hier etwas mit dem Dehnungszustand der Lungen während der beiden Atemphasen Wechselndes, indem sie während der Inspiration zu-, während der Exspiration abnimmt. Der alveoläre Druck ist in anderer Weise veränderlich: er ist inspiratorisch negativ, exspiratorisch positiv und wechselt in seiner Größe je nach der Strömungsgeschwindigkeit der Atemluft. Zwischen verschiedenen Parenchymabschnitten können Unterschiede vorliegen, welche besonders bei forcierter Atmung erheblicher werden[1]). Neben diesen beiden Komponenten des dynamischen Pleuradruckes, welche wieder in ganz wechselnder Weise sich verbinden können, so daß auch hier dieselben Werte durch sehr verschiedene Beteiligung der elastischen und pneumatischen Komponente entstehen können, kommen hier weitere dynamische Kräfte in Frage, deren allgemeine Natur aus den Verhältnissen des vorliegenden Bewegungsvorganges zu erschließen ist, deren relative Wichtigkeit im Verhältnis zu den anderen Komponenten dagegen nur experimentell festzustellen sein wird. Bei einem Bewegungsvorgang mit wechselnder Geschwindigkeit — wie bei der Atmung — ist zunächst eine Mitwirkung von *Trägheitskräften* vorhanden und ihr Anteil festzustellen. Da ferner die Atembewegung unter elastischen Deformationen ausgedehnter Gewebskörper, der Lungen und Brustwand, vor sich geht, ist anzunehmen, daß, wie bei jeder elastischen Deformation, *innere Reibungswiderstände* zu überwinden sind, welche

[1]) *Rohrer*, Pflügers Arch. f. d. ges. Physiol. **162**, 287. 1915.

gleichfalls als Komponente in die dynamische Kräftegleichung eingehen. Für die Resultante an der Lungenoberfläche, d. h. den dynamischen Pleuradruck, genügt es, die betreffenden Vorgänge im Lungengewebskörper: Massenträgheit und innere Reibung, in Rechnung zu ziehen, da in der pleuralen Flüssigkeitsschicht in jedem Moment der Atemtätigkeit ein Gleichgewicht bestehen muß zwischen der in peripherer Richtung nach der Thoraxwandung hin, und in zentraler Richtung nach der Lunge zu wirkenden Kräfteresultante.

Bei dem hier verwendeten Versuchstier, beim Kaninchen, sind die Verhältnisse für eine deutliche Beobachtung der Trägheitskräfte nicht günstig, indem die Masse beider Lungen nur 10—20 g beträgt, und die linearen Beschleunigungen nur geringe sind. Für beide Komponenten, Trägheits- und Deformationswiderstände, ist ein Hervortreten bei rascher Atmung (Röhrenatmung, CO_2-Atmung) vorauszusehen, wobei für die ersteren besonders während der Verzögerung und Beschleunigung beim Phasenwechsel eine deutliche Wirkung zu erwarten ist, während die letzteren vor allem von der Geschwindigkeit der Bewegung abhängen, und daher eine Mitbeteiligung während der ganzen Atemphase anzunehmen ist.

II. Methodik und Gang der Untersuchungen.

A. Allgemeines über die Messung des Pleuradruckes.

Eine direkte Messung des Pleuradruckes, ohne jede Beeinflussung der normalen Verhältnisse, ist nicht möglich. Unsere verhältnismäßig groben Instrumente erlauben uns nicht, Druckschwankungen in einem capillaren Raum zu messen. Wir sind gezwungen — durch Zwischenlagerung eines gasförmigen oder flüssigen Mediums —, die Pleurablätter auf eine gewisse Strecke hin voneinander abzulösen und in einem kleinen Pneumo- oder Hydrothorax, in welchem die Kanülenöffnung sich befindet, die Druckschwankungen zu bestimmen. Dabei ist ein zu kleiner Pneumothorax evtl. von Nachteil, denn, liegt die Lungenoberfläche der Kanülenmündung dicht an, so können elastische Deformationen der Pleura pulmonalis, welche sich in die Öffnung der Kanüle vorwölbt, eine große Fehlerquelle bedingen. Der Vorschlag *C. Ludwigs*, statt der Bildung eines Pneumothorax eine mit Wasser gefüllte Gummiblase zwischen die Pleurablätter zu bringen, ist wegen der Zwischenschaltung einer elastischen Membran und der komplizierten Methodik nicht so günstig wie die einfache pneumatische Schreibung aus einem Pneumothorax.

B. Aufgabe und Fragestellung.

Die Ziele, auf die sich vorliegende Untersuchungen richten, sind die folgenden:

1. Den Ablauf der Druckschwankungen im Pleuraraum festzustellen und die Beeinflussung des Druckablaufes:

a) bei Änderung der Atemtiefe und -frequenz,

b) bei Behinderung des respiratorischen Luftstromes durch stufenweise Drosselung der Luftleitung peripher von der Trachealkanüle bis zu völligem Verschluß derselben,

c) bei verschiedenen Graden von Pneumothorax.

2. Die einzelnen Komponenten des Pleuradruckes zu bestimmen und ihren Anteil an der Gestaltung der Pleuradruckkurve unter verschiedenen Verhältnissen; und zwar vor allem auch festzustellen, ob neben den zwei Hauptkomponenten — Lungenelastizität und Alveolardruck — Massenträgheit und Deformationswiderstände mitwirken und in welchem Umfange.

3. Feststellung etwaiger Druckdifferenzen an verschiedenen Stellen des Pleuraraumes.

C. Methodik.

1. Versuchstiere und Technik der Operation.

Als Versuchstiere wurden Kaninchen benützt und im ganzen an 8 Tieren die oben angegebenen Punkte studiert.

Narkosemittel: Um die durch Wirkung des Narkosemittels bedingten Einflüsse berücksichtigen zu können, wurden 2 verschiedene Mittel verwendet, Morphium (pro dos. 0,02) und Urethan (in Dosen von 0,5—1,0 subcutan). — Die

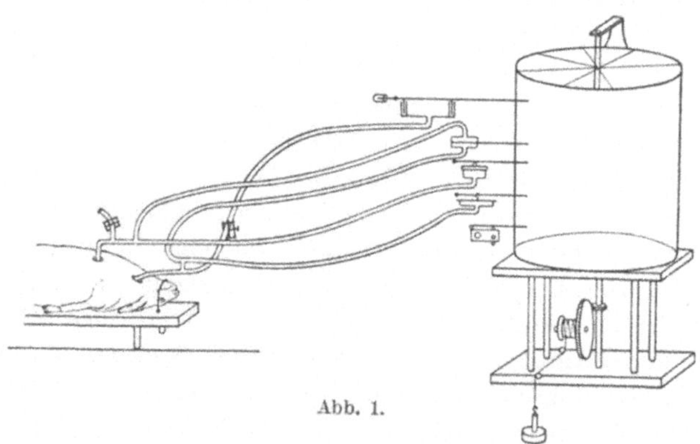

Abb. 1.

beiden Mo.-Tiere (I und II) weisen, wie zu erwarten, die langsamste Atemtätigkeit auf; was zum Teil auch damit zusammenhängt, daß jene beiden Tiere zufälligerweise die größten waren.

Operation und Versuchsanordnung: Die Tiere wurden in Rückenlage aufgebunden, tracheotomiert, und eine Trachealkanüle aus Glas von annähernd dem Querschnitt der Trachea eingebunden. Es folgte Freilegung und Anschlingen der Nervi vagi im Halsabschnitt, worauf die vorläufig intakt gelassenen Nerven wieder versenkt wurden bis zur späteren Durchschneidung.

Dann wurde die rechte vordere Extremität gegen den Kopf hin gebogen und am Kopfhalter fixiert, um die oberen Intercostalräume gut zugänglich zu machen.

Zur Freilegung eines Intercostalraumes wurden von einem etwa 2 cm langen Hautschnitt in der Richtung der Rippen aus die oberflächlichen Muskeln stumpf getrennt bis auf die Intercostalmuskeln. Mit einer stumpfen Präpariernadel erfolgte die vorsichtige Eröffnung eines Intercostalraumes, wobei die Durchbrechung der Pleura costalis als Überwindung eines leichten elastischen Widerstandes zu fühlen war. Wie die nach jedem Versuch vorgenommene Sektion zeigte, wurde die Pleura pulmonalis in keinem Fall verletzt. Die Einführung und Fixation der benützten *Meltzer*schen Kanülen geschah in der von diesem Autor beschriebenen Weise[1]). Nach Absaugung der in den Pleuraraum eingedrungenen Luft und Schließung des Hahns der Kanüle konnte die Verbindung mit der aus Druckschlauch bestehenden Zuleitung zur Registriervorrichtung für den Pleuradruck hergestellt werden. Bei 4 Tieren wurde nur eine Pleurakanüle benützt; bei Tier III wurde zuerst eine Kanüle verwendet, später noch eine zweite eingeführt; bei 2 Tieren gleichzeitig 4 Kanülen an verschiedenen Stellen eingesetzt.

An die Trachealkanüle wurde ein kurzes „T"-Rohr angesteckt von gleichem Querschnitt, dessen senkrechtstehender Seitenarm durch eine Schlauchleitung mit der Vorrichtung für die Schreibung des Seitendruckes des Atemluftstromes an dieser Stelle verbunden wurde. Der gerade Schenkel führte durch Schläuche von weitem Querschnitt, mit Zwischenschaltung einer zweilitrigen Vorlageflasche bei einem Teil der Versuche, zum Schreibapparat für die Atemvolumkurve. Zunächst dem „T"-Stück war eine Schraubenklemme am Schlauch angebracht zur abstufbaren Drosselung der peripheren Luftleitung, um den extratrachealen Strömungswiderstand des Atemluftstromes vom Ort der Seitendruckschreibung bis zum Schreibapparat der Atemvolumkurve variieren zu können. Da außerhalb des mit dem Atemvolumen sich bewegenden Schwimmgefäßes des Volum-

Tabelle I.

ier	Datum 1922	Gewicht g	Lungengewicht g	Narkose	Atemfr.[2]) pro Min.	Atemtiefe [2]) ccm	Pleurakanüle im Intercostalraum
I.	10. I.	2950		0,02 Mo.	60	37	V. Interc.-R. ca. 2 cm vom Sternum
II.	26. I.	2550		1,0 Ur.	103	22	V. „ ebenso
II.	2. II	2150		1,0 „	63	13	III. „ ebenso und I. Interc.-R. ebenso
V.	9. II.	3100		1,0 „	—	—	1. II. Interc.-R. Mitte der rechten Thoraxseite 2. III. „ parasternal 3. IV. „ zwischen mittl. u. hint. Drittel 4. VI. „ „ „ „ „ „
V.	10. III.	3530	17,3[3])	0,02 Mo.	60	32	III. Interc.-R. 2 cm vom Sternum
VI.	13. III.	2700	10	0,5 Ur.	80	32	IV. „ 6 „ „ „
II.	16. III.	2100	13	0,75 „	120	10	II.
II.	17. III.	2200	10	1,0 „	—	—	1. I. Interc.-R. parasternal 2. III. „ „ 3. III. „ paravertebral 4. V. „ „

[1]) Zeitschr. f. Instrumentenk. **14**. 1894.

[2]) Bei gewöhnlicher Atmung ohne besonderen Widerstand.

[3]) Dies Lungengewicht wurde nicht durch Wägung gewonnen, sondern berechnet aus dem Verhältnis von Lungengewicht zu Körpergewicht, das an 7 Tieren bestimmt wurde und als Mittelwert ein Lungengewicht von 4,91 g pro Kilogramm Körpergewicht ergab.

schreibers konstanter Atmosphärendruck vorliegt, ist der vor der Trachealkanüle gemessene Seitendruck die Druckhöhe, welche für die Atemluftströmung in der peripheren Strecke von „T"-Stück bis Volumschreiber verbraucht wird.

Tabelle I orientiert über die Verhältnise der 7 Versuchstiere. Die Lage der Pleurakanülen wurde jeweils bei der Sektion genau festgestellt.

2. *Graphische Registrierungen.*

An einem Trommelkymographion mit Gewichtsantrieb und einer Umfangsgeschwindigkeit von etwa 1—3 cm pro Sekunde wurden gleichzeitig untereinander registriert:

a) die Atemvolumenkurve mit einem Aeroplethysmograph nach *Gad*, dessen leicht beweglicher Schwimmkörper aus dünnem Aluminiumblech angefertigt ist [1]). (Vol.).

In den ersten Versuchen wurde in die Zuleitung eine Vorlageflasche von ca. 2 l Inhalt eingeschaltet, um eine zu rasche Anhäufung von Kohlensäure zu vermeiden. In den späteren Versuchen wurde sie weggelassen und während des Versuches der Zuleitungsschlauch zum Volumschreiber öfter von der Trachealkanüle für kurze Zeit entfernt, während gleichzeitig die Luft im Aeroplethysmographen erneuert wurde.

b) Die Schreibung der Kurve des Pleuradruckes durch pneumatische Übertragung mit einem Manometer von *Hürthle*. (Pl.).

In den Zuleitungsschlauch war ein „T"-Stück eingeschaltet, welches mit dem oberen Ende einer kalibrierten Bürette von 50 ccm Inhalt verbunden war. Durch Einfließenlassen von Wasser aus einem erhöhten Gefäß in das untere Ende der Bürette konnten abgemessene Luftvolumina in den Zuleitungsschlauch zur Pleurakanüle und von hier in den Pleuraraum gebracht werden. Die Volumgröße des Pneumothorax und damit der Dehnungszustand der Lunge waren mit dieser Vorrichtung in genau meßbarem Umfang stufenweise veränderbar.

c) Die Schreibung des Seitendruckes an der Trachea durch pneumatische Übertragung auf eine *Marey*sche Kapsel. (Pn.).

d) Sekundenmarken mittelst eines Chronographen von *Jaquet*. (S.).

e) In den letzten Versuchen wurde zwischen a und b mit einer zu diesem Zwecke konstruierten Differenzdruckkapsel, welche einerseits mit dem Zuleitungsschlauch der Pleuradruckschreibung, andererseits der Schreibung des trachealen Seitendruckes verbunden war, die Kurve der Druckdifferenz zwischen Pleuradruck und trachealem Seitendruck geschrieben. (Diff.).

Es wurden dazu zwei mit dünnem Gummi bespannte Marey-Kapseln mit den Membranen aneinander.geklebt unter Zwischenlagerung eines dünnen Metallstreifens, welcher außen ca 2 mm breit ist und etwa 4 mm über den Rand der Kapseln vorragt. Zwischen den Membranen verbreitert sich der Streifen auf ca. 5 mm, um gegen die Mitte hin wieder lanzettförmig sich zu verschmälern und hier zu enden. Der Drehpunkt des Metallstreifens liegt am Rand der Kapseln, wo beiderseits eine flache Einkerbung von entsprechender Breite gefeilt wurde, um die Bewegung zu erleichtern. Bei gleichem Druck oder Druckänderungen im oberen

---

[1]) Konstruiert von der Firma *James Jaquet* A.-G. in Basel.

und unteren Kapselraum findet keine Bewegung der Membranen statt, während jede Differenz in den beiden Kapselräumen eine Verschiebung bedingt, welche mit der absoluten Größe dieser Druckdifferenz wächst, dagegen unabhängig ist von der Größe beider Druckwerte. Ein an den vorragenden Teil des Metallstreifens angesteckter Strohhalm ermöglicht eine graphische Registrierung der Winkeldrehungen des Metallhebels. Die Fixation der Haltestäbe der beiden Kapseln in einem Metallstab war so weit fest, als bei gleicher Veränderung der Druckbelastung beider Kapseln keine relativen Bewegungen sichtbar waren, dagegen ließ sich doch eine leichte Winkeldrehung am Schreibhebel beobachten, welche z. B. bei derselben Druckerhöhung von 0 bis 10 cm Wassersäule in beiden Kapseln scheinbare Druckdifferenzen bis zu einigen Millimetern Wassersäule zwischen den beiden Kapselräumen vortäuschen können. Ausschläge des Apparates in dieser Größenordnung bei solchen Schwankungen des Niveaus der beidseitigen Druckwerte sind daher auf die Fehlerquellen des Apparates zu beziehen.

Bei allen Versuchen erfolgte eine Eichung der Apparate, für den Volumschreiber von 5 zu 5 ccm mit einer Bürette, bei den Druckschreibern von 2 zu 2 cm Wassersäule mit einem Wassermanometer, ausgehend von der Nullabszisse.

f) Bei 3 Versuchstieren (V, VI, VII) wurde neben der Registrierung in der bisher beschriebenen Weise für alle verschiedenen Versuchsbedingungen auch eine graphische Aufnahme von Arbeitsdiagrammen des Pleuradruckes (b), trachealen Seitendruckes (c) und Differenzdruckes (e) vorgenommen unter gleichzeitiger Schreibung von Volumkurve und Zeitmarken am Kymographion.

Die Arbeit, welche während eines cyclischen Bewegungsvorganges an irgendeiner Stelle des bewegten Systems geleistet wird, ist gegeben durch eine Fläche, welche umgrenzt wird von der Verbindungslinie aller Punkte in einem Koordinatensystem, dessen Abszissen den jeweiligen Lagen des Systems, die Ordinaten den zugehörigen Druckwerten entsprechen. Beim Atmungssystem ist die Bewegung eine Volumänderung, welche am *Gad*schen Volumschreiber als Winkeldrehung des Schwimmkörpers sich darstellt. Es wurde ein dünnes Aluminiumblech, welches mit zwei senkrecht abgebogenen Streifen auf der Oberseite des Schwimmkörpers zu befestigen ist, seitlich hängend so angebracht, daß seine Ebene senkrecht zur Drehachse des Schwimmers liegt, so daß die Fläche sich in Kreisbogen um diese Achse bewegt. Die Volumänderungen, welche der Apparat anzeigt, entsprechen bogenförmigen Bewegungen in dieser seitlichen Schreibfläche, welche um so größer sind, je weiter ein Punkt der Fläche von der Drehachse entfernt ist. Die Schreibfläche wurde beiderseits mit Längsfalzen versehen, welche für die Einschiebung berußter Papierstreifen als Führung dienten.

Die 3 Druckschreiber für Differenzdruck, Pleuradruck und trachealen Seitendruck wurden seitlich so aufgestellt, daß ihre Ausschläge parallel zur Schreibfläche, aber senkrecht zu ihrer Bewegungsrichtung erfolgten. Die Schreibhebel zeichnen bei der Atembewegung in sich zurücklaufende Kurven, deren einzelne Punkte durch die jeweilige Lage des Systemes und den zugeordneten Druckwert bestimmt sind. Die Figur stellt also ein Arbeitsdiagramm dar, welches ausgemessen werden kann, indem das Koordinatennetz durch Einstellung verschiedener Volumwerte am volummessenden Apparat und Herstellung abgestuft ändernder Druckwerte der druckschreibenden Apparate bestimmbar ist. Die Aufnahme dieses Koordinatennetzes erfolgte bei jedem Versuch für Änderung der Volumwerte von 5 zu 5 ccm und der Druckwerte von 2 zu 2 cm Wassersäule.

Die Linien gleicher Druckwerte stellen ein System paralleler Kreisbogen dar mit dem gemeinsamen Mittelpunkt in der Drehachse des Schwimmers. Die Kurven gleicher Volumwerte sind 3 senkrecht dazu verlaufende Systeme von Kreisbogen, deren Mittelpunkte in den Schreibhebelachsen der druckregistrierenden Apparate liegen.

Die gleichzeitige Schreibung der Volumkurve und von Zeitmarken am Kymographion erlaubt die Atmungsverhältnisse (Frequenz, Volumgeschwindigkeit), bei welchem diese Arbeitswerte vorliegen, zu bestimmen.

3. *Variation der Versuchsbedingungen.*

Die Herstellung möglichst weitgehender Veränderungen der Verhältnisse des Atmungsvorganges, welche mit den beschriebenen Methoden untersucht wurden, geschah in folgender Weise:

a) Untersuchung bei gewöhnlicher Atmung, unter möglichster Entfernung der Luft aus dem Pleuraraum und bei kleinem Widerstand in den peripheren Atemwegen.

b) Beschleunigte und vertiefte Atmung. Dyspnöe durch längeres Atmen derselben Luft aus dem Gad-Apparat (Röhrenatmung).

c) Erhöhung des Strömungswiderstandes in den Atemwegen durch Drosselung in den peripheren Atemwegen bis zu vollständigem Verschluß der Atemwege.

Drosselung bei gewöhnlicher Atmung und bei dyspnoisch beschleunigter Atmung.

d) Änderung des Dehnungszustandes der Lunge durch stufenweise Vergrößerung des Pneumothorax von 5 zu 5 ccm bis zum Kollaps der Lunge. Anschließend stufenweise Dehnung der Lunge bis zur völligen Entfaltung.

e) Forcierte Änderung des Druckes in der Lungenluft:

α) durch rasche Schwankungen des Druckes in der Trachea, erzeugt durch stoßweises Einpressen und Absaugen der Luft.

β) durch rasche manuelle Kompression des Brustkorbes bei offenen und bei abgeschlossenen äußeren Luftwegen.

f) Durchschneiden der beiden Nervi vagi zur Herstellung langsamer tiefer Atmung und nochmalige Untersuchung bei allen vorhin beschriebenen verschiedenen Atemverhältnissen.

Nach diesem Schema wurde im allgemeinen vorgegangen. Nur die Untersuchung bei stufenweiser Änderung der Dehnungslage (*e*) wurde nicht bei allen Versuchstieren durchgeführt, da sie keine bedeutenden Unterschiede ergab und die Dauer des Versuches sehr verlängerte.

Bei jeder Änderung der Versuchsbedingungen wurden Kurven von 6—10 aufeinanderfolgenden Atemzügen geschrieben. Die Arbeitsdiagramme wurden durch kurzes Anlegen der Hebel an die Schreibfläche während eines Atemzyklus gewonnen und zur Kontrolle stets ein zweiter Versuch bei denselben Atemverhältnissen durchgeführt.

4. *Eichung und Ausmessung der Kurven.*

Die erhaltenen Kurven sind, außer für einen direkten Vergleich des allgemeinen Formbildes ihres Verlaufes, nicht direkt verwendbar, indem die bogenförmige Bewegung der Schreibhebel eine Verzerrung bedingt, und die Ausschläge bei den druckschreibenden Apparaten nicht proportional dem Druckanstieg wachsen. Es war daher zunächst eine Ausmessung und Rektifizierung der Kurven notwendig.

Bei jedem Versuch wurden die Apparate in beschriebener Weise geeicht und nach den Eichungswerten für jeden Apparat ein Vermessungsnetz auf durchsichtigem Papier gezeichnet, welches ein System von (verschiedenen Eichwerten entsprechenden, zur Nullinie parallelen) Geraden darstellt, geschnitten durch ein System je 2 mm voneinander entfernter Bogenlinien, deren Radius dem Abstand der Schreibspitze von der Drehachse des jeweiligen Registrierapparates entspricht. Durch Auflegen des Vermessungsnetzes kann bei durchfallendem Licht für eine größere Anzahl von Punkten im Kurvenverlauf der Wert zusammengehöriger Abszissen und Ordinaten bestimmt und nun auf Millimeterpapier das rektifizierte Kurvenbild in einem gradlinigen Koordinatensystem und mit gleichmäßiger Änderung der Ordinatenwerte gezeichnet werden. Die Ausmessung der zugehörigen Sekundenmarkierung erlaubte weiterhin eine Umrechnung der Abszissenwerte in Sekunden. Da die Anfangsstellen aller Kurven desselben Versuches auf den gleichen Zeitpunkt fallen, war von hier aus eine genaue Feststellung der zeitlich sich entsprechenden Punkte verschiedener Kurven möglich, vor allem die Aufsuchung der Punkte im Verlauf der Druckkurven, welche den Zeitpunkten des Phasenwechsels der Atemvolumkurve entsprechen.

5. *Methode der Bearbeitung.*

a) Es wurde zunächst eine direkte Vergleichung des Formbildes der verschiedenen Kurven und Diagramme bei verschiedenen Atemverhältnissen vorgenommen und darauf geachtet, ob bestimmte Veränderungen der Atembedingungen bei allen Versuchstieren zu bestimmten Änderungen im Verlaufstypus der Kurven führen, oder ob keine gesetzmäßigen Beziehungen feststellbar sind.

b) Da der Pleuradruck als Resultante verschiedener Komponenten aufzufassen ist, wurde festzustellen versucht, ob die Veränderungen im Ablaufstypus der Pleuradruckkurve von allen Komponenten abhängen oder ob bestimmte Komponenten einen ausschlaggebenden Einfluß besitzen.

Von den Komponenten des Pleuradruckes ist bei unseren Versuchsbedingungen keine direkt oder vollständig gegeben. Die zwei wichtigsten, die Änderung der elastischen Retraktionskraft der Lunge während des Verlaufs der Atmung und die Änderung des alveolären Druckes, sind aber aus den Versuchsdaten mit einiger Zuverlässigkeit zu bestimmen.

α) Die elastische Retraktionskraft der Lungen ändert sich mit dem Dehnungszustand, also mit der durch den Versuch gegebenen Volumkurve. Frühere Untersuchungen *van der Brughs* ergaben keine proportionale Beziehung von Volum- und Druckwerten. Nach den neueren Bestimmungen *Cloettas*[1]) (1912) mit einer sehr zuverlässigen graphischen Methode an vier verschiedenen Tierarten, worunter

[1]) Pflügers Arch. f. d. ges. Physiol. **152**, 339—364.

auch das Kaninchen, besteht im physiologischen Dehnungsbereich eine direkte Proportionalität von Dehnungsänderung und Spannungsänderung.

Die Kurve der Volumänderung kann daher unter Umrechnung der Ordinatenwerte in proportionale Spannungswerte direkt als Kurve der Änderung der elastischen Spannung der Lunge während der Atmung betrachtet werden. Der Ablaufstypus der Atemvolumkurve bei verschiedenen Atemverhältnissen gibt direkt Aufschluß über den Ablaufstypus der Kurve der elastischen Retraktionskraft der Lunge.

β) Alveolärer Druck.

Die alveoläre Druckdifferenz ist bei offenen Luftwegen die Kraft, welche den Atemluftstrom bewegt. Nach den physikalischen Grundgesetzen der Strömungsvorgänge ist eine gesetzmäßige Beziehung zwischen der Größe dieser Druckdifferenz, der Volumgeschwindigkeit des Atemluftstromes und dem Widerstand, welcher in der ganzen Bahn der Atemluftströmung durch die räumlichen Abmessungen der einzelnen Kanäle der Luftwege gegeben ist, vorhanden [1]. Der Widerstand ist bei gleichbleibenden räumlichen Bedingungen der Luftwege eine Konstante, und die alveoläre Druckdifferenz verändert sich gesetzmäßig mit der Geschwindigkeit der Luftströmung, wobei neben einem Anteil, welcher proportional der Geschwindigkeit wächst, infolge der Querschnitts- und Richtungswechsel in den Kanälen der Atemwege auch ein in quadratischem Verhältnis zur Volumgeschwindigkeit zunehmender Anteil des Gesamtdruckes vorhanden ist. Auch für einzelne Teilstrecken der Luftwege gilt ein solches Gesetz. Die Ablaufsform der Änderung des trachealen Seitendruckes, welche den Strömungsdruck der peripher von der Trachea gelegenen Atemkanäle darstellt, muß daher in annähernd proportionaler Beziehung stehen zur Kurve der zeitlichen Änderung des alveolären Druckes und seine Verlaufseigentümlichkeiten zugleich auch für jene gelten.

Bei einer Veränderung des äußeren Widerstandes wird sich zwar das relative Verhältnis von äußerem Druckanteil zum Gesamtdruck ändern, die Parallelität der Kurven des zeitlichen Druckablaufes dagegen nicht beeinflußt.

Die Kurve des trachealen Seitendruckes gibt uns daher ein Bild des alveolären Druckablaufes auch ohne die Kenntnis der Widerstände der zentralen Atemwege und der zu ihrer Überwindung notwendigen Druckdifferenz zwischen Alveolen und Trachea.

Der Vergleich von Pleuradruckkurve, Atemvolumkurve und Kurve des trachealen Seitendruckes für verschiedene Atemverhältnisse wird daher bereits ein Urteil erlauben, ob die elastische und die pneumatische Komponente zusammen die Variabilität der Pleuradruckkurve bei wechselnden Versuchsbedingungen verursachen, oder ob der bestimmende Einfluß einer der beiden Komponenten überwiegt.

c) Die Frage nach dem quantitativen Anteil der verschiedenen Komponenten des Pleuradruckes und dem Anteil weiterer Komponenten außer elastischer Retraktionskraft und alveolärer Druckdifferenz (von Gewebsformationswiderständen und Trägheitskräften) macht die Kenntnis des absoluten Wertes des Alveolendruckes nun doch notwendig.

Aus trachealem Seitendruck und Pleuradruck ist durch Subtraktion derjenige Anteil des Druckes an der Lungenoberfläche zu bestimmen, welcher für die Über-

[1] *Rohrer*, Pflügers Arch. f. d. ges. Physiol. **162**, 225—299.

windung aller Bewegungswiderstände zwischen Lungenoberfläche und Trachea dient. Diese Druckdifferenz wurde bei den ersten Tieren durch Substraktion der Ordinaten der rektifizierten Kurven von Pleuradruck und trachealem Seitendruck berechnet, bei den späteren Tieren mit der beschriebenen Druckdifferenzkapsel unmittelbar registriert.

Ein erster Anteil dieser Druckdifferenz ist die elastische Spannung der Lunge, und wenn sie den einzigen Anteil darstellen würde, wäre ein unmittelbarer Parallelismus der Druckdifferenzkurve mit der Atemvolumkurve zu erwarten, welche, wie wir sahen, den Ablauf der elastischen Spannungsänderung unmittelbar darstellt.

Zunächst orientiert die Vergleichung von Druckdifferenzkurve und Atemvolumkurve über die Mitwirkung weiterer Komponenten bei verschiedenen Atemverhältnissen, indem, je größer der Anteil anderer Komponenten neben der elastischen Retraktionskraft ist, um so mehr der Verlaufscharakter der Druckdifferenzkurve vom Formbild der Volumkurve abweicht.

Da in den Momenten des Phasenwechsels keine Strömungswiderstände und keine Deformationswiderstände vorliegen können, sind die dort vorhandenen Ordinatenwerte der Differenzkurve als Maß der elastischen Retraktionskraft der Lunge zu betrachten. Wir haben damit die Möglichkeit, die Kurve der Änderung der elastischen Spannung, welche in der Volumkurve gegeben ist, mit einer Skala ihrer Ordinatengrößen in Druckwerten zu versehen. Die Darstellung beider Kurven übereinander bei Gleichsetzung der in den Zeitpunkten des Phasenwechsels vorhandenen Ordinatenwerte, läßt für jeden Zeitpunkt im Verlauf der Atembewegung in absoluten Einheiten des Druckes ablesen, um wieviel beide Kurven voneinander abweichen, wie weitgehend also außer der elastischen Retraktionskraft des Lungengewebes weitere Widerstände zu überwinden sind. Dieser Unterschied von Differenzdruck und elastischer Spannung soll als Restdruck bezeichnet werden, indem er vom Pleuradruck nach Abzug des trachealen Seitendruckes und der elastischen Lungenspannung als Rest übrig bleibt.

Eine Zerlegung des Restdruckes in weitere Komponenten erfordert die Kenntnis des Strömungswiderstandes in den zentralen Atemwegen, indem die Druckdifferenz zwischen Trachea und Alveolen einen noch nicht berücksichtigten, weiteren Anteil der pneumatischen Komponente darstellt. Wenn nach Abzug auch dieses Anteiles ein deutlicher Rest bleibt, so muß der Schluß gezogen werden, daß außer den Widerständen der Luftbewegung in den Atemwegen und der elastischen Retraktionskraft der Lungen im Lungengewebe weitere Widerstände bei der Atembewegung auftreten, welche wir wohl auf einen Deformationswiderstand beziehen müssen.

Die tracheoalveoläre Druckdifferenz ist keiner direkten Messung zugänglich, indem für eine Druckmessung in den Alveolen bis jetzt keine Methoden zur Verfügung stehen. Meßbar ist nur die Druckdifferenz zur Lungenoberfläche, in welche eine Reihe weiterer Komponenten eingehen, von denen ein eventueller Widerstand der Gewebsdeformation ebensowenig einer direkten Messung zugänglich ist, und eine Bestimmung des Anteiles der Komponenten daher jetzt nicht auch führbar scheint. In einer nachstehenden Arbeit wird ein indirektes Bestimmungsverfahren für den Widerstand der zentralen Luftwege beschrieben, welches durch Verwendung eines anderen strömenden Mediums den Anteil der Strömungsdruckdifferenz am Gesamtdruck so bedeutend erhöht, daß der Einfluß der Gewebsreibungswiderstände zu vernachlässigen ist. Die Messung des Strömungswiderstandes für dieses Medium erlaubt mit ziemlicher Zuverlässigkeit eine Berechnung der Strömungsverhältnisse für Luft. Die Ergebnisse dieser Untersuchungen, welche ebenfalls hauptsächlich an Kaninchenlungen durchgeführt wurden, sollen bei der Besprechung des Restdruckes herangezogen werden. Wie schon theoretisch zu vermuten war, ergab sich bei größeren Volumgeschwindigkeiten ein Unterschied des Strömungswiderstandes der zentralen Luftwege für Inspiration und Exspiration, und zwar etwas höhere Werte bei Exspiration. Diese Beobachtung läßt sich durch den Einfluß der Druckdifferenz zwischen Bronchen und Alveolen auf die Querschnitte der Bronchen erklären. Inspiratorisch wirkt der höhere Druck in den Bronchen erweiternd, exspiratorisch der Überdruck im Parenchym verengernd auf die intrapulmonalen Luftwege. Bei rascher Atmung ist durch diese Verhältnisse während der Ausatmung ein stärkeres Abweichen der Druckdifferenzkurve von der Volumkurve zu erwarten als während der Einatembewegung.

Der Einfluß der zentralen Widerstände auf die Form der Druckdifferenzkurve zeigte sich bei einem Versuchstier, wo durch Schleimansammlung in der Trachea und die dadurch bedingte Erhöhung des Strömungswiderstandes schon bei gewöhnlicher ruhiger Atmung eine vom Typus der Volumkurve erheblich abweichende Form der Druckdifferenzkurve zu beobachten war, eine Erscheinung, welche auch künstlich durch Verengerung der Luftwege zentral von der Stelle der Seitendruckschreibung (am Verbindungsschlauch von „T"-Stück und Trachealkanüle) durch zunehmende Drosselung in beliebig steigerbarer Weise zu erhalten war.

d) Rasche Änderung des pneumatischen Druckes:

Die Untersuchung bei sehr raschen Änderungen des pneumatischen Druckes soll Aufschluß geben, ob rasche Schwankungen des Druckes der Lungenluft auch an der Lungenoberfläche als Schwankungen des Pleuradruckes zu beobachten sind.

Von einem früheren Untersucher (*Bendele*) wurde am Pferd bei den raschen Änderungen des Lungenbinnendruckes beim Husten keine parallel gehende Änderung des Pleuradruckes gefunden. In Anbetracht der geringen Massenträgheit des Lungenparenchyms und der dünnen Gewebsschicht zwischen der alveolären Luft der peripheren Lungenpartien und dem Pleuraraum erscheint dies Ergebnis überraschend und war vielleicht bedingt durch die Anwendung einer Stichkanüle, welche möglicherweise eine zeltförmige Einbuchtung des Lungenfelles bedingte, dessen Wandungen der Lungenbinnendruck zuerst deformieren mußte, bevor eine Druckübertragung auf die Kanüle möglich war.

Die zuerst angewandte Methode der Druckänderungen von der Trachea her ist, wie die genauere Überlegung zeigte, nicht zweckmäßig, indem ein rasches Einpressen von Luft einerseits den Lungenbinnendruck steigert, anderseits durch Dehnung der Lunge die in umgekehrter Richtung wirkende elastische Retraktionskraft erhöht. Die Beeinflussung des Druckes an der Lungenoberfläche, welche die Resultante beider Werte darstellt, muß erheblich kleiner ausfallen als die Änderung des Lungenbinnendruckes. Da bei diesem Versuch keine Volumschreibung stattfand, war eine Auswertung nicht möglich.

Die Kompression der Lungen bei geschlossenen Luftwegen vom Thorax her bedingt eine Druckerhöhung ohne wesentliche Änderung der Dehnungslage. Die Änderung der elastischen Komponente des Pleuradruckes kann daher, im Gegensatz zur vorigen Versuchsanordnung, vernachlässigt werden.

e) Topographie des Pleuradruckes an verschiedenen Stellen des Pleuraspaltraumes.

Um darüber Aufschluß zu erhalten, ob der Druckablauf in allen Partien des Pleuraraumes der gleiche ist oder ob — namentlich bei rascher Atmung — sich Differenzen nachweisen lassen, wurden bei

Tier III gleichzeitig 2 Kanülen eingeführt, eine in einem oberen, die andere in einem unteren Intercostalraum; bei 2 weiteren Tieren (IV und VIII) wurden gleichzeitig 4 Kanülen an möglichst weit voneinander abliegenden Stellen in den Brustkorb eingesetzt, und zwar 2 hinten, paravertebral, 2 parasternal, wobei die eine jeweils in einem oberen (I oder II), die andere in einem tieferen (V oder VI) Intercostalraum angelegt wurde. Zur Anlegung der beiden hinteren Kanülen konnte in beiden Fällen die Amputation einer oberen Extremität nicht umgangen werden.

In Versuch 3 und 4 wurden sämtliche Kanülen mit Schreibapparaten (verschiedener Konstruktion) in Verbindung gesetzt. Versuche 3 und 4 sollten darüber Aufschluß geben, ob etwa schon an der Form der Kurven Unterschiede bezüglich der Druckverhältnisse nachgewiesen werden könnten.

Zur eigentlich quantitativen Vergleichung diente Versuch 8, wobei zur Feststellung von Druckdifferenzen an verschiedenen Stellen des Pleuraraumes die Differenzdruck-Kapsel verwendet wurde. — Von den 4 an entsprechenden Stellen, wie in Versuch 4, eingeführten Kanülen wurden abwechslungsweise jeweils 2 (entsprechend den 6 möglichen Kombinationen) mit der Differenzdruck-Kapsel verbunden, und die Bewegungen ihres Schreibhebels nebst Volumkurve und den beiden Pleuradruckkurven aufgezeichnet. — In sämtlichen, die topographischen Verhältnisse des Pleuraraumes betreffenden Versuchen wurde besonders darauf geachtet, daß die Luft möglichst vollständig aus dem Pleurasack entfernt wurde, so daß die Druckschwankungen nicht etwa bloß an 2 Stellen eines mit Luft gefüllten Hohlraumes registriert wurden.

III. Resultate.

Wie oben auseinandergesetzt, soll zunächst das wechselnde Verhalten jeder Kurvenart unter verschiedenen Versuchsbedingungen besprochen werden; dann folgt die Vergleichung des Formbildes der Pleuradruckkurve mit den Kurvenbildern seiner beiden Hauptkomponenten und schließlich die Untersuchung des eventuellen Mitwirkens weiterer Komponenten.

1. *Formverhältnisse der Kurven.*

a) *Atemvolumkurve.*

Hier, wie bei den übrigen Kurven, sollen zunächst die Größenverhältnisse kurz dargestellt werden.

Die Ausmessung der Atemvolumkurve gibt für die verschiedenen Versuchsbedingungen Aufschluß über Atemtiefe (Q), Atemfrequenz in der Minute (n), Minutenvolum (L), Dauer der Inspiration und Exspiration, Geschwindigkeit der Volumänderung in beiden Atemphasen (Vi und Ve.)

Bereits bei gewöhnlichen Atemverhältnissen zeigen die Versuchstiere merkliche Verschiedenheiten (Q von 10 bis 37 ccm; n von 60 bis 120; L von 820 bis 2560 ccm; Vi von 27 bis 88 ccm/sec; Ve von 28 bis 79 ccm/sec.)

Röhrenatmung bedingt eine Zunahme der Atemtiefe (Q von 21 bis 37) bei gleichbleibender oder etwas sinkender Frequenz (n von 70 bis 105). Vermehrung des Strömungswiderstandes führt zu Abnahme von Atemtiefe (Q von 10 bis 32 ccm) und Frequenz (n von 33 bis 86). Zu Widerstandsvermehrung hinzutretende Dyspnöe kompensiert zum Teil den vermindernden Einfluß derselben (Q von 11 bis 30; n von 40 bis 86).

Die Abnahme der Atemtiefe bei Erhöhung des Widerstandes in den Atemwegen war auch bei einem Modellversuch zu beobachten, welcher zur Ausprobierung der ganzen Versuchsanordnung diente. Der dünnwandige Gummiballon (L) (Abb. 2) in der geschlossenen, wassergefüllten Glasflasche repräsentiert die Lunge, deren Volum hier durch rhythmisches Einpressen und Absaugen von Wasser aus dem umgebenden Raum verändert wird (Spritze S). Ein *Hürthle*-Manometer (H) schreibt den Druck außerhalb der Gummiblase (Pleuradruck), die Marey-Kapsel (M) — die Druckdifferenz zwischen der Luft im Lungenmodell und äußerem Luftdruck, der Volumrekorder (R) registriert die Volumkurve.

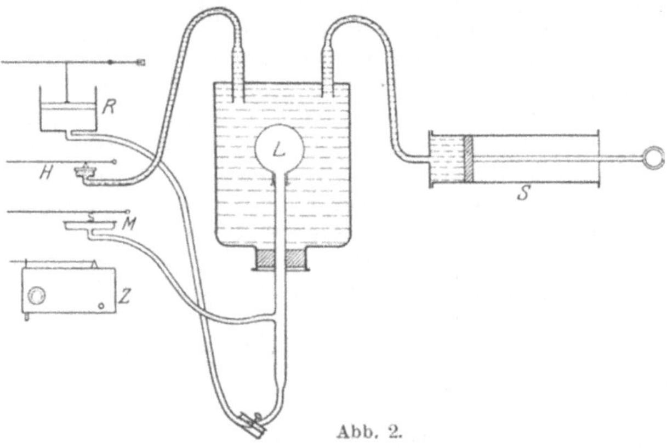

Abb. 2.

Einschaltung von wachsenden Strömungswiderständen (Glasröhren von abnehmendem Lumen) zwischen Abzweigungsstelle der pneumatischen Druckschreibung und Volumschreiber bedingte zunehmende Verkleinerung der vom Rekorder geschriebenen Atemtiefe. Auch eine starke Beschleunigung der Atemfrequenz hatte denselben Erfolg, so daß bei sehr raschem Hin- und Herbewegen des Spritzenstempels (4 mal pro Sekunde), bei maximalen Druckschwankungen in Pleuraraum und Lungenluft, nur minimale Exkursionen des Volumschreibers zu beobachten waren.

Nach Vagotomie zeigen die Versuchstiere ebenfalls verschiedenes Verhalten (Atemtiefe Q von 24 bis 70 ccm; Frequenzen von 19 bis 40; Minutenvolum L von 703 bis 2100; Vi von 35 bis 71 ccm/sec; Ve in der ersten Hälfte der Exspiration: 36 bis 100 ccm/sec; in der zweiten Hälfte: 4 bis 30 ccm/sec). Im allgemeinen war die bekannte bedeutende Verlangsamung der Atmung mit Vertiefung der Atemzüge nach der Vagotomie deutlich vorhanden. Der Wegfall des Vaguseinflusses scheint ferner die Regulationsfähigkeit der Atmung bei veränderten mechanischen Bedingungen und auch für chemische Reize erheblich zu schädigen, indem Widerstandserhöhung (Q von 22 bis 55 ccm; n von 20 bis 39), wie auch Kohlensäureanreicherung der Atemluft (Röhrenatmung Q von 25 bis 67 ccm; n von 26 bis 39) und ihre Kombination (Wid. + Dyspn.; Q von 20 bis 55 ccm; n von 27 bis 38) geringere Veränderungen von Atemtiefe und Frequenz bedingen, als vor der Vagotomie, wobei meist eine Verminderung beider Werte stattfand (auch bei Kohlensäureanreicherung der Atemluft). Die Vagusausschaltung scheint also auch die chemische Atemregulation zu beeinträchtigen.

Die Variationsbreite der Volumgeschwindigkeit bei allen untersuchten Atemverhältnissen war inspiratorisch Vi von 22 bis 88 ccm/sec, exspiratorisch Ve von 11 bis 100 ccm/sec.

Das Formbild der Atemvolumkurve zeigte, außer nach Vagotomie, nur geringe Verschiedenheiten: Annähernd geradlinige inspiratorische und exspiratorische Schenkel sind durch leicht abgestumpfte Kuppen zur Zickzacklinie verbunden (Abb. 3 und 4), wobei die Exspiration meist etwas weniger steil verläuft als der inspiratorische Kurvenschenkel, die Volumgeschwindigkeit also exspiratorisch etwas kleiner ist. Manchmal ist der letzte Teil der Exspiration etwas abnehmend in seiner Steilheit; es besteht also eine Abnahme der Volumgeschwindigkeit gegen das Ende der Exspiration hin (Abb. 3b). Einige Tiere zeigen dies Verhalten deutlicher bei Dyspnöe, andere bei Widerstandsvermehrung.

Nach Vagotomie zeigen beide Schenkel, der inspiratorische am Ende, der exspiratorische meist von der Mitte an, eine Abnahme der Steilheit (Abb. 5c, 6a), manchmal bis zu horizontalem Verlauf, entsprechend einem Nullwert der Volumgeschwindigkeit (Atempause). In 4 Fällen war z. B. bei einer Volumgeschwindigkeit von 95, 100, 88 bzw. 36 ccm/sec in der ersten Hälfte der Exspiration, eine solche von 20, 10, 12 bzw. 4 ccm/sec in der zweiten Hälfte vorhanden.

b) Kurve des trachealen Seitendruckes.

Die Kurve, welche wir an Stelle der nicht registrierbaren Schwankung des alveolären Luftdruckes aufzeichnen, besitzt einen gebrochenen wellenförmigen Verlauf und schneidet in den Zeitpunkten des Phasenwechsels von Inspiration zu Exspiration und umgekehrt die Linie des Nulldruckes (Abb. 3b): der inspiratorische Verlauf liegt muldenförmig unterhalb dieser Linie, bei den negativen Werten; der exspiratorische Verlauf kuppenförmig oberhalb der Nulldrucklinie. Die inspiratorische größte negative Abweichung von der Nulldrucklinie ist unter gewöhnlichen Verhältnissen fast stets etwas kleiner als die größte positive Erhebung in der Exspiration (Abb. 3a u. b); bei Vorschaltung von Widerstand und nach Vagotomie kehrt sich meist das Verhältnis um, indem beide Eingriffe besonders die Exspiration verlangsamen (Abb. 4a—c; 6a—c).

Die gesamte Schwankungsbreite des Druckes zwischen den extremen negativen und positiven Werten war bei gewöhnlicher Atmung 2,4 bis 6,8 cm Wassersäule, bei Röhrenatmung 4,5 bis 8 cm, bei Widerstandserhöhung 4,8 bis 18,2 cm, bei Röhrenatmung und Widerstandsvermehrung 10 bis 17,5 cm. Nach Vagotomie sind die Werte entsprechend der verminderten Volumgeschwindigkeit kleiner.

Das Formbild der Seitendruckkurve ist im Gegensatz zur Atemvolumkurve ziemlich mannigfaltig und wechselnd. Die extremen Werte werden bei gewöhnlicher Atmung in beiden Atemphasen nicht in der Mitte, sondern stets in der ersten Hälfte der Phase erreicht, so daß in jeder Phase ein erster, steilerer, kürzerer Abschnitt in einen horizontalen oder absinkenden weniger steilen, längeren Kurvenschenkel umbiegt (Abb. 3b). Beschleunigung der Atmung (Dyspnöe) führt zu einer Zunahme des maximalen Druckwertes und gleichzeitig zu einer Beschleunigung der ersten Druckänderung, so daß der Gipfel früher erreicht wird (Abb. 5c und 6a). Auch das Absinken im weiteren Verlauf der Kurve scheint rascher zu erfolgen. Der maximale Druckwert dauert hier also nur kurze Zeit und wird früh erreicht. Dieser initiale Kurvengipfel ist um so höher und ausgeprägter, je größer Atemfrequenz und Atemtiefe sind. In einzelnen Fällen, bei rascher Atmung, mag zum Teil auch Schleuderung des Schreibhebels bei der Bildung dieser Anfangszacke in der Kurve des pneumatischen Druckes mitwirken.

Immerhin liegt hier eine mit dem Verlauf der Atemvolumkurve zunächst nicht übereinstimmende Erscheinung vor, indem dort die in der Steilheit der Volumkurve sich ausprägende Volumgeschwindigkeit nach dem Anstieg zu Beginn der Atemphasen annähernd konstant bleibt bis zum Absinken am Schluß der Phase. Wenn wie bei stationären Strömungsverhältnissen, der Strömungsseitendruck eine eindeutige Funktion der Volumgeschwindigkeit wäre, bestände ein Widerspruch zwischen der Gipfelbildung im Beginn der Seitendruckkurve und dem gleichmäßigen Verlauf der Volumkurve. Wahrscheinlich ist der nichtstationäre Charakter der Atemluftströmung die Ursache dieser Erscheinung, indem beim Anstieg der Strömungsgeschwindigkeit zu Beginn der Atemphasen auch der Widerstand der Massenträgheit des strömenden Mediums und des zu bewegenden Schwimmers im Volumschreiber zu überwinden ist und so bis zur Erreichung der maximalen Volumgeschwindigkeit eine vorübergehende Erhöhung des Strömungsdruckes erfordert, welche um so bedeutender ausfällt, je höhere Volumgeschwindigkeiten erreicht werden.

Eine Erhöhung des Strömungswiderstandes führt ebenso wie die dyspnoische Atmung zu einer Steigerung der maximalen Druckwerte in beiden Atemphasen (Abb. 4b). Während dort die gesteigerte Volumgeschwindigkeit die Erhöhung des Strömungsdruckes bedingt, ist hier die Volumgeschwindigkeit meist sogar herabgesetzt, und die Drucksteigerung auf die Verengerung der Strombahn zu beziehen. Das Kurvenbild unterscheidet sich sehr charakteristisch von demjenigen bei Dyspnöe, indem der erste Anstieg der Kurve zwar auch steil einsetzt, dann aber nicht in einem spitzen, schmalen Gipfel zum absinkenden Schenkel umbiegt, sondern eine breite rundliche Kuppe bildet, welche fast die ganze Atemphase einnimmt, etwa in der Mitte den höchsten Punkt erreicht und dann steil abfallend die Linie des Nulldruckes schneidet, wo sich ohne Knickung unmittelbar der erste steile Abschnitt der zweiten Atemphase anschließt. Bei einigen Tieren ist die Kuppe schön gerundet (Abb. 4b), bei anderen nimmt sie mehr die Form eines schief absinkenden Plateaus an (Abb. 6b). Je größer die Widerstandsvermehrung ist, um so mehr verbreitert und rundet sich der Kurvengipfel.

Der inspiratorische Kurvenabschnitt zeigt ebenfalls die Verbreiterung und Rundung, der Gipfel ist aber fast immer schmäler, die Umbiegung zum Endschenkel erfolgt oft schärfer als im exspiratorischen Teil (Abb. 4b und c).

Bei unendlich großem Widerstand, bei Verschluß der äußeren Luftwege, ist die Kurve ähnlich der eben beschriebenen, nur wird die Kuppe flach, plateauartig, leicht ansteigend; der Übergang zum absinkenden Schenkel ist viel schärfer, winkelförmig ausgebildet, während der ansteigende Schenkel in gleichmäßiger Rundung in das Plateau umbiegt (Abb. 5b). Ansteigender Schenkel und Plateau bilden zusammen eine hyperbelähnliche Kurve, ähnlich dem Kurvenbild einer glatten tetanischen Kontraktion des Froschmuskels. Der inspiratorische Kurvenabschnitt besitzt eine weniger breite und mehr gerundete Senkung, welche mit scharfer Knickung in den ansteigenden Endschenkel umbiegt, der seinerseits unmittelbar in den Anfangsteil des exspiratorischen Kurvenabschnittes übergeht. Ein gleiches Verhalten besteht zwischen Endschenkel des exspiratorischen Teiles und inspiratorischem Abschnitt, so daß der ganze Kurvenverlauf sich gleichsam aus zwei sich schneidenden Hyperbelsystemen aufbaut, welche in den extremen Punkten der Kurve jeweils beginnen. Die aufsteigenden exspiratorischen Hyperbeln werden später geschnitten als die absteigenden inspiratorischen. Dort ist eine Strecke des horizontalen Astes vorhanden, inspiratorisch ist die Unterbrechung nahe dem Scheitel der Hyperbellinie (Abb. 5b).

Interessante Veränderungen des Kurvenbildes entstehen, wenn Widerstandsvermehrung und gesteigerte dyspnoische Atmung sich kombinieren (Abb. 4c). Beide Faktoren erhöhen den Maximalwert des Strömungsdruckes. Bei hoher Volumgeschwindigkeit zeigt sich auch hier die bei dyspnoischer Atmung beschriebene Ausbildung eines rasch ansteigenden Kurvenbeginns, an welchen dann mit schärferer Knickung im weiteren Verlauf der Atemphase eine gerundete Kuppe oder ein schief absinkendes Plateau sich anschließt, entsprechend dem längeren Andauern hoher Druckwerte durch den erhöhten Strömungswiderstand (Abb. 4c).

Wenn zu hoher Volumgeschwindigkeit Erhöhung des Strömungswiderstandes hinzukommt, so nimmt mit Zunahme des letzteren der abfallende Schenkel einen immer weniger steilen Verlauf mit zunehmender Wölbung an. Wenn umgekehrt bei gleichbleibendem Strömungswiderstand die Volumgeschwindigkeit wächst, so prägt sich immer deutlicher ein initialer Kurvengipfel aus.

Inspiratorischer und exspiratorischer Abschnitt der Kurve zeigen manchmal gleiches (Abb. 4a), oft aber auch verschiedenes Verhalten (Abb. 3a und b). Die initiale Gipfelbildung ist manchmal nur im exspiratorischen Teil vorhanden oder hier wenigstens deutlicher ausgeprägt (Abb. 3a). — Die Plateaubildung bei Widerstandserhöhung ist gleichfalls exspiratorisch meist stärker ausgebildet.

(Abb. 4b). Die Ursache dieser Unterschiede in beiden Atemphasen liegt wahrscheinlich in der Verschiedenheit ihrer bewegenden Kräfte. Bei ruhiger, gleichmäßiger Atmung ist der Verlauf der Strömungsdruckkurve meist in beiden Atemphasen gleich. Die Unterschiede zeigen sich vor allem bei angestrengter Atmung, wobei der individuelle Atemtypus des einzelnen Versuchstieres und vielleicht auch Ermüdung der Atemmuskeln durch große Belastung mitbestimmend ist. Die Exspiration wird im wesentlichen durch passive, während der Inspiration gespeicherte Atemkräfte geleistet, und die mannigfaltigen Einflüsse, welche bei einem aktiven muskulären Bewegungsvorgang verändert wirken können, fallen daher weg. — Die bewegenden Kräfte während der Exspiration sind weniger sich verändernden Einflüssen ausgesetzt, und der Verlauf dieser Phase ist daher wahrscheinlich gesetzmäßiger.

Die Kurven des Strömungsdruckes am vagotomierten Tier zeigen im allgemeinen dieselben Veränderungen ihres Formbildes bei Dyspnöe und Widerstandserhöhung wie vor der Durchtrennung der Nervi vagi.

c) *Kurve des Pleuradruckes.*

α) Größenverhältnisse.

Einige Zahlenangaben sollen zunächst die Lage der Kurve (bezüglich der Null-Abszisse) und die Höhe der Druckschwankungen unter verschiedenen Verhältnissen charakterisieren.

Die Lage der Pleuradruckkurve zur Linie des Nulldruckes ist gekennzeichnet durch den Ordinatenwert des kleinsten negativen Druckes. — Die Höhe der Kurve entspricht der maximalen Schwankungsbreite des Druckes, das ist der Differenz zwischen Druckmaximum und -minimum im Verlauf der Atmung. — Diese extremen Druckwerte sind manchmal den extremen, bei der Atembewegung erreichten Dehnungslagen der Lunge entsprechend, fallen dann also jeweils auf den Zeitpunkt des Phasenwechsels. — Oft ist dies jedoch nicht der Fall. — Bei sehr langsamer ,tiefer Atmung ist fast ausschließlich die der Volumänderung entsprechende Zu- und Abnahme der elastischen Retraktionskraft der Lunge die Ursache der Schwankung des negativen Pleuradruckes: Den extremen Dehnungslagen, welche zur Zeit des Phasenwechsels bei der Atembewegung erreicht werden, entsprechen auch die extremen Werte der Kurve des Druckes an der Lungenoberfläche. — Wenn dagegen die pneumatische Komponente des Pleuradruckes größer wird — bei rascher Atmung oder hohem Strömungswiderstand in den Luftwegen — liegen die extremen Werte des Pleuradruckes oft mehr oder weniger entfernt vom entsprechenden Phasenwechselpunkt, und zwar verschiebt sich der Gipfelwert, bei Zunahme von Strömungsgeschwindigkeit resp. -widerstand, immer mehr rückwärts (vom Punkt des Phasenwechsels zwischen Exspiration und Inspiration gerechnet), und kommt somit auf den exspiratorischen Abschnitt der Kurve zu liegen, während der Tiefpunkt, d. h. der größte negative Druckwert, auf den inspiratorischen Teil der Kurve sich verschiebt.

Fast allein wirksam ist die pneumatische Komponente des Pleuradruckes in dem Fall, daß Atembewegungen bei verschlossenen Luftwegen ausgeführt werden, wobei die extremen Druckwerte, welche sich als entsprechende Druckschwankungen auf den Pleuraraum übertragen, dem Moment der maximalen Muskelanstrengung entsprechen und daher keine Beziehung zum Phasenwechsel aufweisen.

Die maximale Schwankungsbreite der Pleuradruckkurve ist — wie aus diesen Erörterungen hervorgeht —, von verschiedenen Faktoren abhängig. Tiefpunkt und Gipfelpunkt der Kurve nehmen (bezüglich des Phasenwechselpunktes) zeitlich wechselnde Lagen ein, können aber immerhin zur Charakterisierung der Kurvenformen mit herangezogen werden.

Der kleinste Wert des Pleuradruckes, also die Entfernung der Kurve von der Nulldrucklinie, lag bei gewöhnlicher Atmung für 5 Versuchstiere zwischen 0 und — 1,6 cm H_2O. Ein Versuchstier, bei welchem Schleimansammlung in der Trachea abnorme Widerstände verursachte, hatte den Wert + 3,8 cm H_2O. Röhrenatmung und Widerstandsvermehrung bedingen eine Verschiebung in der Richtung nach den positiven Werten hin + 0,2 bis + 2,2, bezüglich + 0,3 bis + 2,2 cm H_2O, was bei Kombination beider Einflüsse, Widerstandsvermehrung und Dyspnöe, sich noch steigert: + 1,8 bis + 3,6 cm H_2O (Abb. 4a bis c). Nach Vagotomie sind wechselnde Werte von — 1,6 bis + 1,8 cm H_2O gefunden worden. — Dyspnöe und Widerstandsvermehrung und Kombination beider Einflüsse bewirkt auch hier eine Verschiebung nach den positiven Werten hin: Dyspnöe: — 1 bis + 1,8; Widerst. — 0,8 bis + 2,2; Wid. und Dyspnöe: — 0,9 bis + 1,9 (alles cm H_2O). — (Abb.56b und c).

Die Schwankungsbreite zwischen kleinstem und größtem Druckwert betrug für gewöhnliche Atmung 2,8 bis 10,2 cm H_2O; Röhrenatmung wie auch Widerstandsvermehrung bedingen eine Steigerung derselben, welche durch die Kombination beider Momente noch wächst. Die entsprechenden Werte liegen in den Grenzen: 10 bis 11,2; 3,1 bis 17,2; 10 bis 20,6 cm H_2O. Die Vagotomieatmung hat relativ hohe Werte entsprechend der Vertiefung der Atemzüge: 9,8 bis 13,2 cm H_2O. Während die Steigerung der Schwankungsbreite bei Dyspnöe und Widerstandsvermehrung hauptsächlich durch die wachsende Größe der pneumatischen Komponente zustande kommt, sind die nach Vagotomie gefundenen Werte im wesentlichen durch Zunahme der elastischen Komponente bedingt, indem die Schwankungsbreite der elastischen Retraktionskraft der Lungen mit wachsender Atemtiefe sich proportional der letzteren vergrößert. Röhrenatmung, Widerstandsvermehrung und ihre Kombination wirken auch hier im gleichen Sinn wie bei erhaltenem Vaguseinfluß, wie folgende Werte zeigen: Dyspnöe 9,8 bis 13; Widerst. 11 bis 14,7; Wid. und Dyspnöe 9,7 bis 14,6 cm H_2O.

β) Form der Pleuradruckkurve.

Die Kurve des trachealen Seitendruckes zeigt einige recht charakteristische, bei gleichen Versuchsbedingungen regelmäßig anzutreffende Merkmale. Die Pleuradruckkurve ist mannigfaltiger, variabel auch unter anscheinend gleichen Bedingungen; andererseits, wenn die Versuchsbedingungen geändert werden, zeigt sich nicht eine so direkte regelmäßige Beeinflussung des Kurvenbildes, wie dies bei der Strömungsdruckkurve der Fall war. Es hängt das damit zusammen, daß der Pleuradruck eben durch veränderte Versuchsbedingungen in mehrfacher Weise beeinflußt werden kann, indem er eine Resultante darstellt aus sehr verschiedenartig von dem Ablauf der Atembewegung abhängenden Komponenten. Die elastische Retraktionskraft der Lunge z. B. geht parallel mit der Atemvolumkurve, die pneumatische Druckdifferenz dagegen mit der Volumgeschwindigkeit, also dem Differentialquotienten der Volumkurve.

A. Da wir bei *gewöhnlicher Atmung* bei den verschiedenen Versuchstieren Unterschiede der Atemtiefe von 20—37 ccm, der Frequenz von

60—120 Atemzügen pro Minute, des Minutenvolumens von 820 bis 2560 ccm vorliegen hatten, kann es nicht verwundern, wenn wir bereits hier einige Verschiedenheiten im Kurvenbild des Pleuradruckes vorfinden, von denen wir drei Beispiele hervorheben wollen.

1. Im einfachsten Falle, bei gewöhnlicher Atmung, ist die Pleuradruckkurve eine regelmäßige wellenförmige Linie mit gerundeten Biegungen, deren aufsteigender Schenkel etwas kürzer als der abfallende ist, und deren Erhebung einen etwas gestreckteren Verlauf

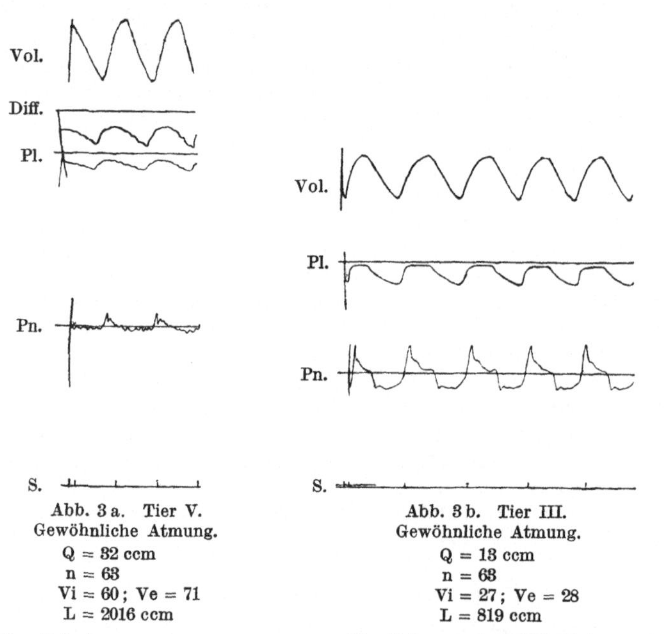

Abb. 3a. Tier V.
Gewöhnliche Atmung.
Q = 32 ccm
n = 63
Vi = 60; Ve = 71
L = 2016 ccm

Abb. 3b. Tier III.
Gewöhnliche Atmung.
Q = 13 ccm
n = 63
Vi = 27; Ve = 28
L = 819 ccm

Q = Atemtiefe in ccm.
n = Anzahl der Atemzüge pro Minute.
V = Volumgeschwindigkeit in ccm/sec, Vi für Inspiration, Ve für Exspiration.
L = Liefermenge pro Minute.

nimmt als die Senkung. Frequenz und Atemtiefe waren 63 bzw. 13 ccm, die Volumgeschwindigkeit von Ein- und Ausatmung 27 bzw. 28 ccm/sec (Abb. 3b).

2. In einem zweiten Fall ist die Kurve ebenfalls wellenförmig, der ansteigende Schenkel ebenfalls kürzer als der absteigende, der Übergang zu letzterem dagegen winklig gebrochen. Die Frequenz war gleichfalls 63 wie vorhin, die Atemtiefe dagegen 32 ccm, also etwa $2^1/_2$mal so groß wie dort. Entsprechend sind die Volumgeschwindigkeiten (von Ein- bzw. Ausatmung: 60 und 71 ccm/sec) im selben Verhältnis größer als dort (Abb. 3a).

Bei diesen zwei Kurven, deren Hauptunterschied in der ausgeglichenen oder winkelförmig geknickten Aneinanderfügung der inspiratorischen und exspiratorischen Abschnitte liegt, ist es naheliegend, anzunehmen, daß dieser Übergang von rundlichen Verbindungen der Kurvenabschnitte in eckige, winklig gebrochene, mit dem Anstieg der Volumgeschwindigkeit in Zusammenhang steht, daß hohe Volumgeschwindigkeit zu rascheren Geschwindigkeitsänderungen und damit zu schrofferen Richtungsänderungen in den Druckkurven führt.

B. Beschleunigte Atmung (Röhrenatmung) (Abb. 4a, 6a).

Die Höhe der Kurve wächst, wie schon oben bemerkt, mit der Volumgeschwindigkeit.

Das Kurvenbild bei den hohen Volumgeschwindigkeiten der dyspnoischen Atmung bestätigt die Annahme eines Zusammenhanges zwischen Volumgeschwindigkeit und eckiger Kurvenform, indem die Übergänge der Kurvenschenkel hier ebenfalls eckig, winkelförmig ausgebildet sind (Abb. 4a). Der Kurvenverlauf wird hier aber noch mannigfaltiger, indem innerhalb des aufsteigenden, exspiratorischen Schenkels und im absinkenden, inspiratorischen Abschnitt eine weitere Gliederung sich ausprägt. Der exspiratorische Schenkel steigt zuerst rasch an, um etwa in seiner Mitte mit ziemlich scharfer Knickung in einen fast horizontalen plateauähnlichen Abschnitt überzugehen. Der inspiratorische Schenkel beginnt mit scharfem, oft fast rechtwinkligem Ansatz an die Plateaulinie, um nach einem ersten steilen Abfall in einen flach muldenförmigen, weniger steilen Abschnitt umzubiegen, welcher oft leichte Zackungen aufweist. Mit scharfer Knickung, rechtwinklig oder leicht spitzwinklig, schließt sich der ansteigende exspiratorische Schenkel an.

Wenn man, ausgehend von den Anfangspunkten der Volumkurve und Pleuradruckkurve, die den Phasenwechselpunkten entsprechenden Stellen der Pleuradruckkurve bestimmt, ist eine weitere interessante Beobachtung zu machen, daß die Gipfelpunkte der Kurve und auch die scharf abknickenden Anfangspunkte des inspiratorischen und exspiratorischen Schenkels nicht mit dem Phasenwechsel zusammenfallen, sondern ihm vorangehen. Der Phasenwechsel von Exspiration zur Inspiration liegt oft im oberen Abschnitt des steil abfallenden Schenkels. Beim Phasenwechsel von Inspiration zur Exspiration ist diese Verschiebung meist weniger ausgeprägt.

C. Vergrößerung des Strömungswiderstandes (Abb. 4b; 6b).

Die Höhe der Kurve nimmt zu wie bei dyspnoischer Atmung.

Die Verbindungsstellen der den beiden Atemphasen entsprechenden Abschnitte sind auch hier ziemlich scharf winklig ausgebildet und die Schenkel in Unterabschnitte differenziert. Der zuerst steil ansteigende exspiratorische Schenkel steigt bis zur Linie des Nulldruckes, bei großem Widerstand noch darüber, und geht dann in einen gewölbten Abschnitt über, dessen höchster Punkt in der Mitte oder auf einer Seite liegt. Das Ende des exspiratorischen Abschnittes verläuft wagrecht oder sogar absinkend. Es ist also wie bei der dyspnoischen Atmung eine Differenzierung des exspiratorischen Schenkels in einen steil ansteigenden und einen mehr horizontalen Abschnitt vorhanden, wobei dieser letztere aber, im Gegensatz zu dem scharf abgesetzten plateauförmigen Verlauf bei Röhrenatmung, hier mit bogenförmiger Rundung aus dem aufsteigenden Schenkel hervorgeht und eine ausgeprägt flach gewölbte Kuppenform besitzt (Abb. 4b, 6b).

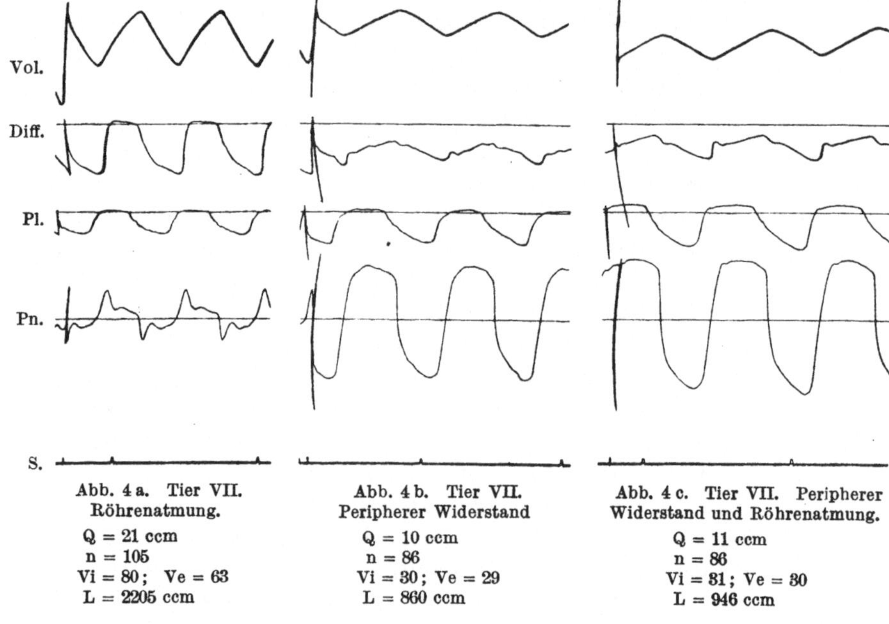

Abb. 4a. Tier VII. Röhrenatmung.
Q = 21 ccm
n = 105
Vi = 80; Ve = 63
L = 2205 ccm

Abb. 4b. Tier VII. Peripherer Widerstand
Q = 10 ccm
n = 86
Vi = 30; Ve = 29
L = 860 ccm

Abb. 4c. Tier VII. Peripherer Widerstand und Röhrenatmung.
Q = 11 ccm
n = 86
Vi = 31; Ve = 30
L = 946 ccm

Wenn bei vermehrtem Strömungswiderstand die Volumgeschwindigkeit gesteigert wird, oder umgekehrt bei Röhrenatmung der Widerstand erhöht wird, bilden sich Zwischenformen mit mehr oder weniger eckigem Übergang zu einem wenig oder deutlicher gewölbten Plateau (Abb. 4c, 6c).

Bei Verschluß der Trachea (Abb. 5b), d. h. bei unendlich großem Widerstand, wird das Formbild der Pleuradruckkurve ein genaues Abbild der oben beschriebenen pneumatischen Druckkurve, d. h. der exspiratorische Schenkel besitzt, wie dort, Hyperbelform.

Bezüglich des inspiratorischen Abschnittes der Pleuradruckkurve ist zu erwähnen, daß er im allgemeinen, auch bei kleinerem Widerstande, dem exspiratorischen entsprechend verlaufen kann, daß er aber häufig von ihm abweicht, da die Inspirationsbewegung, durch aktive Kräfte bewirkt, meist rascher erfolgt als die Exspirationsbewegung, die — bei gewöhnlicher Atmung wenigstens — bloß durch die in den Geweben des Brustkorbes während der Inspiration sich aufspeichernden elastischen Kräfte bewerkstelligt wird. Bei größerer Behinderung des Luftstromes findet hingegen auch die Exspiration unter Mitbeteiligung aktiver Kräfte statt, und es kann sich hierdurch die Exspiration mit fast gleicher Geschwindigkeit und Intensität vollziehen, wie die Inspiration. An der Pleuradruckkurve zeigen entsprechend bei erhöhtem Strömungswiderstand inspiratorischer und exspiratorischer Kurvenabschnitt größere Ähnlichkeit, als dies bei gewöhnlicher Atmung der Fall ist.

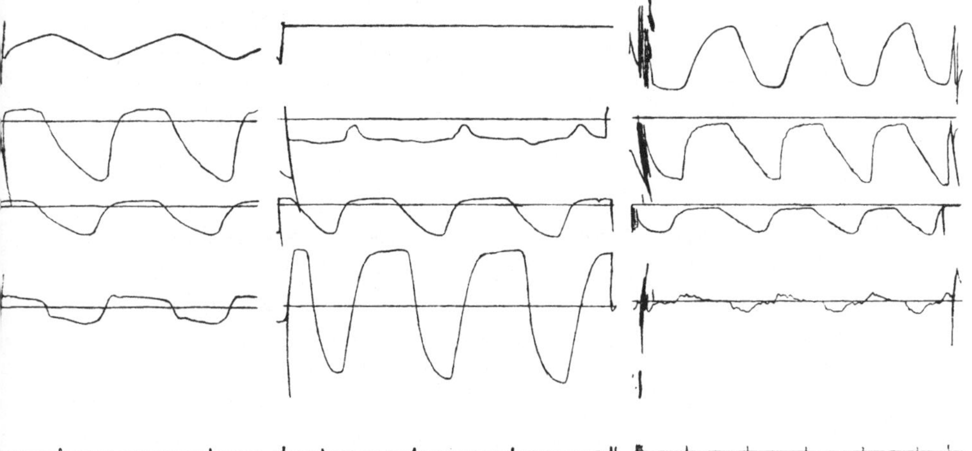

Abb. 5a. Tier VII. Zentraler Widerstand.
Q = 10 ccm
n = 71
V = 24
L = 710 ccm

Abb. 5b. Tier VII. Verschluß der Trachea.
Q = 0
n = 54
V = 0
L = 0

Abb. 5c. Tier VII. Vagotomie; gewöhnliche Atmung.
Q = 24 ccm
n = 38
Vi = 35; Ve = 26
L = 912 ccm

Es muß überhaupt bemerkt werden, daß die für verschiedene Versuchsbedingungen charakteristischen Merkmale der Pleuradruckkurve am exspiratorischen Teil derselben meist viel deutlicher ausgesprochen sind als am inspiratorischen. Diese Tatsache ist ebenfalls auf die mehr oder weniger vollständige Passivität der Exspirationsbewegung zurückzuführen. Letztere ist ein fast rein mechanischer Vorgang, und die dabei wirksamen Kräfte hängen viel weniger als bei der Inspiration von der Willenstätigkeit des Versuchstieres ab, welche den Ablauf der Atembewegungen in unberechenbarer Weise beeinflußt.

D. Einfluß der Vagotomie (Abb. 5c, 6a—c).

Entsprechend dem Verhalten der Volumkurve weist die Pleuradruckkurve bei sonst gewöhnlichen Atemverhältnissen (Abb. 5c) eine deutliche Zweiteilung der beiden Kurvenschenkel, vor allem des exspiratorischen auf: rascher Druckanstieg bis zum maximalen Wert, dann fast konstanter Druck bis zum Beginn der Inspirationsphase, und in umgekehrter Weise, nur weniger ausgesprochen, im inspiratorischen Abschnitt. Die bekannten Modifikationen der Versuchsbedingungen (Beschleunigung und Vertiefung der Atmung, Erhöhung des Strömungswiderstandes usw.) beeinflussen die Pleuradruckkurve nach Vagotomie in gleicher Weise wie vor derselben.

2. Das gegenseitige Verhalten von Pleuradruck und dessen Hauptkomponenten.

In diesem Abschnitt soll an Hand der geschilderten Kurven der Versuch gemacht werden, die Mannigfaltigkeit der Formbilder, welche die Pleuradruckkurve aufweist, zurückzuführen auf das jeweilige Verhalten der Hauptkomponenten des Pleuradruckes — unter Beiziehung einer Reihe weiterer Beobachtungen als Kontrolle für die Richtigkeit der gewonnenen Auffassung.

a) *Elastische Retraktionskraft der Lunge und Strömungsdruck.*

Je kleiner die Volumgeschwindigkeit ist, um so mehr nimmt die Pleuradruckkurve einen gleichmäßigen zickzack-wellenförmigen Verlauf an, dessen extreme Ordinatenwerte zeitlich mit dem Phasenwechselpunkt der Volumkurve zusammenfallen. Die Änderung der elastischen Retraktionskraft des Lungengewebes, welche die Volumänderung der Lungen bei der Atmung begleitet, bestimmt bei langsamer Atemtätigkeit fast allein die Form, welche die Pleuradruckkurve aufweist.

Zunehmende Geschwindigkeit der Atembewegung bedingt zunehmende Form- und Lageänderungen (bezüglich der Null-Abszisse), sowohl am exspiratorischen wie auch am inspiratorischen Abschnitt der Pleuradruckkurve. Ansteigender wie abfallender Schenkel der Kurve werden gewölbt und verschieben sich, jener gegen die Nullabszisse hin, dieser in umgekehrter Richtung, d. h. in den Bereich größerer negativer Druckwerte. Der Vergleich mit der Strömungsdruckkurve zeigt, daß diese Verschiebungen mit dem Verlauf und der Ausschlagsrichtung jener Kurve übereinstimmen — ein Beweis dafür, daß der Pleuradruck ein Resultantenwert ist, und daß, wie in der Einleitung auseinandergesetzt, elastische Retraktionskraft der Lunge und Strömungsdruck in der Lungenluft seine Hauptkomponenten darstellen.

Da die Spannungsänderung der Lunge bei der Atmung der Volumänderung proportional geht, haben wir bei geringer Beteiligung anderer Komponenten eine der Volumkurve entsprechende Form der Pleuradruckkurve zu erwarten. Bei größerem Einfluß der anderen Komponente (Strömungsdruck) ist die der Volumkurve entsprechende Wellenform der Kurve das Grundgerüst, welchem sich die übrigen Komponenten überlagern. Wie die geringen Formveränderungen der Atemvolumkurve schließen lassen, sind die mannigfachen Sonderformen der Pleuradruckkurve bei verschiedenen Atemverhältnissen nicht durch Änderungen des Grundgerüstes bedingt, sondern durch das wechselnde Verhalten der anderen Komponenten. Die Differenzierungen der Wellenform bei beschleunigter Atmung, die Knickung im exspiratorischen

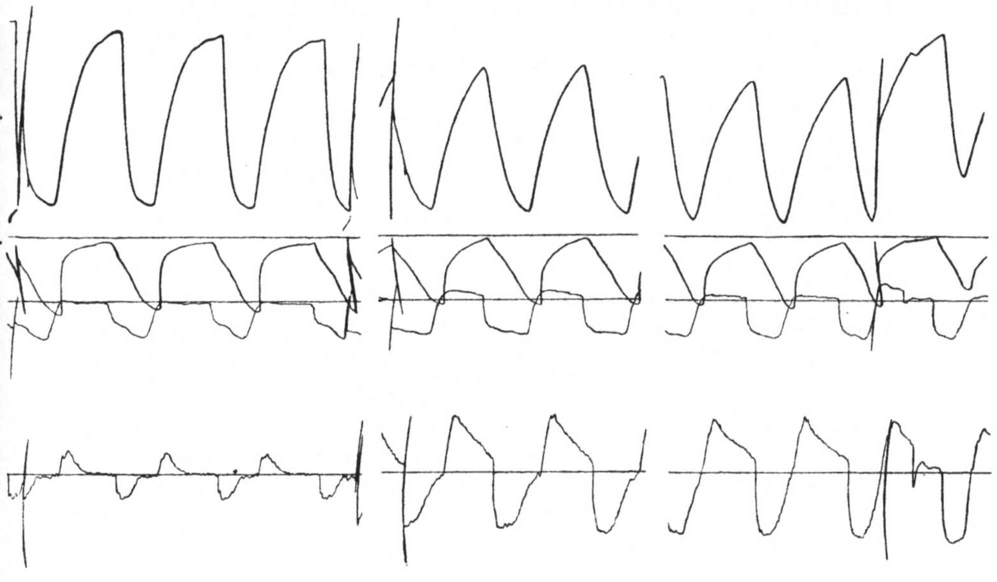

Abb. 6a. Tier V. Vagotomie, Röhrenatmung.

Q = 67 ccm
n = 26;
Vi = 74; Ve = 47 $\begin{cases} 88 \\ 12 \end{cases}$
L = 1742 ccm

Abb. 6b. Tier V. Vagotomie; peripherer Widerstand.

Q = 55 ccm
n = 27;
Vi = 57; Ve = 44;
L = 1485 ccm

Abb. 6c. Tier V. Vagotomie; peripherer Widerstand u. Röhrenatmung.

Q = 55 ccm
n = 27
Vi = 61; Ve = 42;
L = 1485 ccm

Schenkel mit Plateaubildung und die Kuppenbildung bei erhöhtem Strömungswiderstand gehen parallel mit ähnlichen, mannigfaltigen Differenzierungen der Strömungsdruckkurve. Die variablen Verhältnisse der pneumatischen Komponente, welche der elastischen Komponente sich überlagert, erscheinen daher als wichtigster formbestimmender Faktor der Pleuradruckkurve.

Die elastische Komponente für sich allein bedingt einen gleichmäßig ansteigenden exspiratorischen Schenkel der Pleuradruckkurve. Der rasche Anstieg des pneumatischen Druckes zu einem spitzen Gipfel vermehrt die Steilheit im ersten Teil des exspiratorischen Abschnittes der Pleuradrucklinie; der Gipfel der Strömungsdruckkurve entspricht der scharfen Knickung an jener (Abb. 4a). Im weiteren Verlauf wird die ansteigende Tendenz der Pleuradruckkurve durch das rasche Sinken der pneumatischen Komponente gerade kompensiert, wodurch die horizontale, oft sogar vorwärts sich neigende Plateaubildung im zweiten Teil der Exspiration entsteht.

Die Unterschiede zwischen exspiratorischem und inspiratorischem Abschnitt der Strömungsdruckkurve gehen parallel mit Verschiedenheiten jener Abschnitte an der Pleuradrucklinie (Abb. 3b, 4a). Bei beiden Kurven zeigt der exspiratorische Schenkel meist ausgeprägtere Formdifferenzierungen.

Dem verbreiterten, oft gewölbten Gipfel der Strömungsdruckkurve bei Widerstandsvermehrung entspricht die rundliche Abbiegung im exspiratorischen Teil der Pleuradruckkurve und die kuppenförmige Wölbung im zweiten Abschnitt derselben (Abb. 4b). Die Mischformen von dyspnoisch verstärkter Atmung und Widerstandsvermehrung führen in Strömungsdruckkurve und Pleuradrucklinie, je nach dem Vorherrschen des einen oder anderen Faktors, zu verschiedenen Übergangsstufen zwischen eckig gebrochenem, plateauähnlichem und rundlich gebogenem, gewölbtem Verlauf (Abb. 4c, 6c).

Während bei kleinem Widerstand und geringer Volumgeschwindigkeit die Pleuradruckkurve noch dem zickzackwellenförmigen Bild der Volumkurve ähnlich ist und bei sehr langsamer Atmung immer mehr sich ihr nähert, findet umgekehrt bei steigender Volumgeschwindigkeit und wachsendem Strömungswiderstand eine zunehmende Annäherung an den Verlaufscharakter der Strömungsdruckkurve statt. Bei unendlich großem Strömungswiderstand (Trachealverschluß) ist die Volumänderung der Lungen und die ihr entsprechende Schwankung der elastischen Retraktionskraft minimal, und ein annähernd vollständiger Parallelismus zwischen der Kurve des Strömungsdruckes und der des Pleuradruckes zu beobachten (Abb. 5b).

b) *Einfluß der Dehnungslage* (Abb. 7a bis c).

Die Schreibung der Pleuradruckkurve bei verschiedenen Dehnungslagen, welche durch Einführung abgemessener Luftmengen in den Pleuraraum hergestellt wurden, zeigte bei zunehmendem Luftgehalt im Brustraum, also abnehmender Dehnung der Lunge, eine Verschiebung der Pleuradruckkurve gegen die Linie des Nulldruckes hin und schließlich eine Verlagerung der exspiratorischen Gipfelpunkte über diese hinaus in den Bereich positiver Druckwerte. Das Niveau, um welches die elastische Lungenspannung bei der Atmung schwankt, wird durch Änderung der Dehnungslage verschoben. Dagegen war die Form der Atemvolumkurve und, wie danach zu schließen, der Kurvenverlauf der elastischen Komponente des Pleuradruckes und die Strömungsdruckkurve nicht verändert.

Auch das Formbild der Pleuradruckkurve zeigte keine Beeinflussung durch die Dehnungslage. Es spricht das wieder für die Richtigkeit der oben dargestellten Zurückführung des Formbildes der Pleuradruckkurve auf den Kurvenverlauf seiner Hauptkomponenten, indem das Fehlen einer Beeinflussung der Komponenten mit dem Fehlen eines Einflusses auf die Resultantenkurve parallel geht.

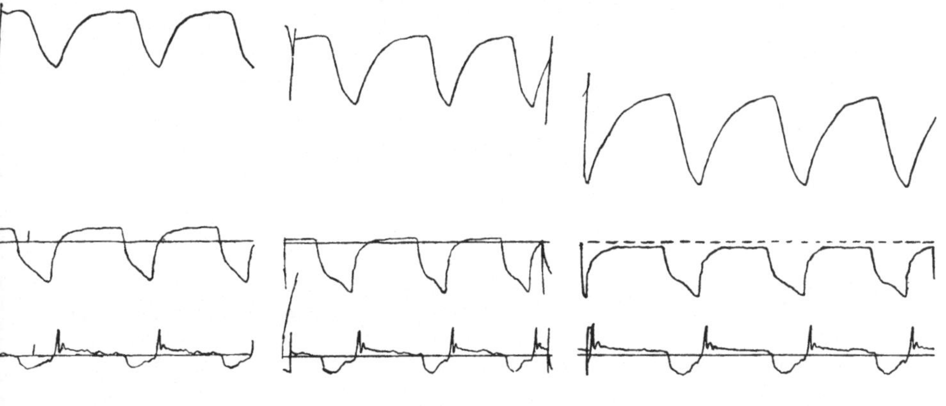

Änderung der Dehnungslage.

Abb. 7a. Tier III. Vollständiger Pneumothorax. Lunge kollabiert.
Q = 20 ccm
n = 16
V = 11
L = 320 ccm

Abb. 7b. Tier III. 20 ccm Luft aus dem Brustraum entfernt.
Q = 26 ccm
n = 20
V = 17
L = 520 ccm

Abb. 7c. Tier III. 50 ccm Luft aus dem Brustraum entfernt. Lunge entfaltet.
Q = 33 ccm
n = 20
V = 23
L = 660 ccm

Bei höheren Graden von Pneumothorax war etwa die Erscheinung zu beobachten, daß mit fortschreitender Exspiration der positive Wert des Pleuradruckes denjenigen des trachealen Seitendruckes übertraf. Es muß also hier von einem bestimmten Moment an eine Kompression der Lunge stattgefunden haben, sei es, daß dabei die Alveolen vollständig entleert und kollabiert waren, sei es, daß die Alveolarluft an dem Austritt aus den Alveolen verhindert worden war dadurch, daß sich die Wandungen der kleinsten Bronchien aneinanderlegten und diese verschlossen.

c) *Differenzdruckkurve.*

Eine weitere Kontrolle für die Deutung der Pleuradrucklinie als Resultantenkurve aus dem Änderungsverlauf der elastischen und pneumatischen Komponente ist möglich an Hand der Differenzdruckkurve, welche bei 3 Versuchstieren (5—7) graphisch registriert wurde. Da der

Pleuradruck zum oberen, der tracheale Seitendruck zum unteren Kapselraum geleitet wurde, liegt die Differenzdruckkurve unterhalb der Nulldrucklinie mit ansteigenden exspiratorischen, absinkenden inspiratorischen Kurvenschenkeln, entsprechend dem Verlauf der Pleuradrucklinie und der Atemvolumkurve.

α) Gewöhnliche Atmung.

Wie aus der Ableitung der Druckdifferenzkurve schon als wahrscheinlich zu vermuten ist, da der Differenzdruck den Pleuradruck darstellt, vermindert um den peripheren Anteil des Strömungsdruckes (d. h. durch die peripher vom Meßpunkt des trachealen Seitendruckes gelegenen Strömungswiderstände in den Schlauchleitungen) ist ihr Verlauf im Ganzen ähnlich dem der Pleuradruckkurve nur mit geringerer Ausprägung der Formeigentümlichkeiten, welche in der Pleuradruckkurve pneumatischen Ursprungs sind (Abb. 3a). — Die Differenzdruckkurve nimmt in ihrer Form eine Zwischenstellung ein zwischen der Kurve des Pleuradruckes und der Volumkurve und kann durch Variierung der Versuchsbedingungen bald dieser, bald jener angenähert werden. Unter gewöhnlichen Verhältnissen, bei langsamer Atmung und bei gewöhnlichem Strömungswiderstand, zeigt die Differenzdruckkurve einen zickzack- resp. wellenförmigen Verlauf entsprechend der Volumkurve (Abb. 3a). Die Wendepunkte der Kurve (Gipfel- und Fußpunkt) fallen im allgemeinen mit den entsprechenden Punkten der Volumkurve (Phasenwechselpunkten) zusammen. Etwa vorhandene Differenzen, im Maximum $^1/_6$ sec., liegen innerhalb der Vermessungsfehler. — Eine weitere Abweichung in der Form der Differenzdruckkurve von der Volumkurve bei langsamer Atmung besteht darin, daß bei ersterer die Kurvenschenkel etwas mehr gewölbt sind als bei der Volumkurve und zwar in entsprechender Weise wie bei der Pleuradruckkurve, d. h. bei der Exspiration gegen die Nullabszisse hin, bei der Inspiration in entgegengesetzter Richtung (Abb. 3a, 5c). — Es ist auch schon rein theoretisch ein derartiges Verhalten zu erwarten, da ja in der Differenzdruckkurve immer noch ein pneumatischer Anteil enthalten ist, nämlich derjenige, der auf die Strömungswiderstände im Bronchialsystem zu beziehen ist, der sich zum Spannungsdruck der Lunge hinzuaddiert und die reine Spannungsdruckkurve (= Volumkurve) im Sinne der Pleuradruckkurve verändert.

β) Röhrenatmung (Abb. 4a, 6a).

Der pneumatische Anteil der Differenzdruckkurve macht sich besonders deutlich geltend bei rascher Atemtätigkeit, indem, wie bereits auseinandergesetzt, die intrapulmonalen Druckschwankungen erhöht werden und eine deutliche Annäherung der Form der Differenzdruckkurve gegen die Pleuradruckkurve hin bewirken, ja sogar, bei sehr rascher Atmung, beinahe zu einer Kongruenz der beiden Kurven führen können.

γ) Erhöhung des peripheren Widerstandes.

Erhöhung des peripheren Widerstandes führt zu einer fast rein zickzackförmigen Differenzdruckkurve, entsprechend der Volumkurve (Abb. 4b). Es kann sich dabei nicht um einen direkten Einfluß handeln, da ja der Anteil des peripheren Störmungsdruckes nicht in der Differenzdruckkurve enthalten ist. — Der periphere Störmungswiderstand wirkt aber mittelbar auf die Form der Differenzdruckkurve ein, durch eine dem Grade des Widerstandes entsprechende Verlangsamung der Atemtätigkeit, welche ihrerseits eine Abnahme des pneumatischen Anteiles der Differenzdruckkurve bedingt und zu einer Annäherung der letzteren an die Form der Volumkurve, als der reinen Spannungsdruckkurve führt, (Abb. 4b, 6b).

Bei unendlichem Widerstand, d. h. bei vollständigem Verschluß der Trachealkanüle, wo Volumschwankungen der Lungen nur in unbedeutendem Grade erfolgen können, stellt die Differenzdruckkurve nicht, wie zu erwarten wäre, eine gerade, in konstanter Höhe sich haltende Linie dar, — was einem vollständigen Parallelismus zwischen den Schwankungen von Außendruck (Pleuradruck) und Innendruck (trachealem Seitendruck) entsprechen würde, — sondern sie weist jeweils im Moment des Phasenwechsels, d. h. wenn die Kurve des trachealen Seitendruckes die Nullabszisse schneidet, eine kurz dauernde Schwankung auf, die jedesmal einer rasch vorübergehenden Differenz zwischen Außendruck und Innendruck entspricht (Abb. 5b). — Die Größe dieser Schwankungen beträgt im Maximum 1—1,5 cm H_2O. — Wie in dem folgenden Abschnitt noch näher auseinandergesetzt werden wird, kann auch dies Verhalten der Differenzdruckkurve bei verschlossener Trachea als Beleg dafür angesehen werden, daß elastische Spannung der Lungen und Strömungsdruck (zentraler und peripherer Anteil) die Hauptkomponenten des Pleuradruckes darstellen. — Bei verschlossener Trachea ist die Spannungsänderung der Lunge minimal, der periphere Strömungswiderstand unendlich, die Differenzdruckkurve entspricht also in diesem Fall dem zentralen Strömungsanteil des Pleuradruckes, d. h. die kurz dauernden Schwankungen der Differenzdruckkurve im Moment des Phasenwechsels sind zu beziehen auf die durch die Widerstände im Bronchialsystem bedingte Verzögerung des Druckausgleiches zwischen Alveolen (resp. Pleuraraum) und Trachea.

Ähnliche geringgradige Schwankungen, wie sie eben für das Verhalten der Differenzdruckkurve bei verschlossener Trachea als charakteristisch angegeben wurden, fanden sich in einzelnen Versuchen auch bei unverschlossener Trachea, namentlich bei sehr rascher Atmung, in Form kleiner Zacken, die jeweils kurz nach dem Phasenwechsel auftraten (Abb. 4b und c). — Sie sind am ansteigenden, exspiratorischen Schenkel der Differenzdruckkurve nach oben, d. h. gegen die Nullabszisse hin gerichtet, am absteigenden, inspiratorischen nach unten. Auf Grund ihres analogen Verhaltens mit den bei verschlossener Trachea auftretenden Zacken müssen auch sie auf den Widerstand der zentralen Luftwege zurückgeführt werden.

δ) Der Anteil der pneumatischen Komponente in der Differenzdruckkurve, bedingt durch die *zentralen Widerstände* im Bronchialsystem, zeigte sich besonders schön in Versuch 6, in dessen Verlauf sich immer und immer wieder Schleim und Sekret in Trachea und Trachealkanüle ansammelte und spontan den zentralen Widerstand erhöhte. Die Folge war, daß die Differenzdruckkurve sich in ihrer Form mehr und mehr von der Volumkurve entfernte und die Form der Pleuradruckkurve annahm. — Willkürliche Erhöhung des zentralen Widerstandes durch Drosselung der Schlauchleitung trachealwärts von der Abzweigungsstelle des Manometerschlauches zur Differenzdruckkapsel hatte die gleichen Veränderungen der Differenzdruckkurve zur Folge (Abb. 5a).

Das geschilderte Verhalten der Differenzdruckkurve, vor allem bei beschleunigter und verlangsamter Atemtätigkeit, spricht ebenfalls dafür, daß diese Kurve wie auch diejenige des Pleuradruckes (denn dieser entspricht unmittelbar dem Differenzdruck, wenn der periphere Strömungswiderstand gleich Null wird, d. h. bei direkter Kommunikation der Trachealkanüle mit der Außenluft), tatsächlich als Resultante aus elastischer Spannkraft der Lungen und pneumatischem Strömungsdruck

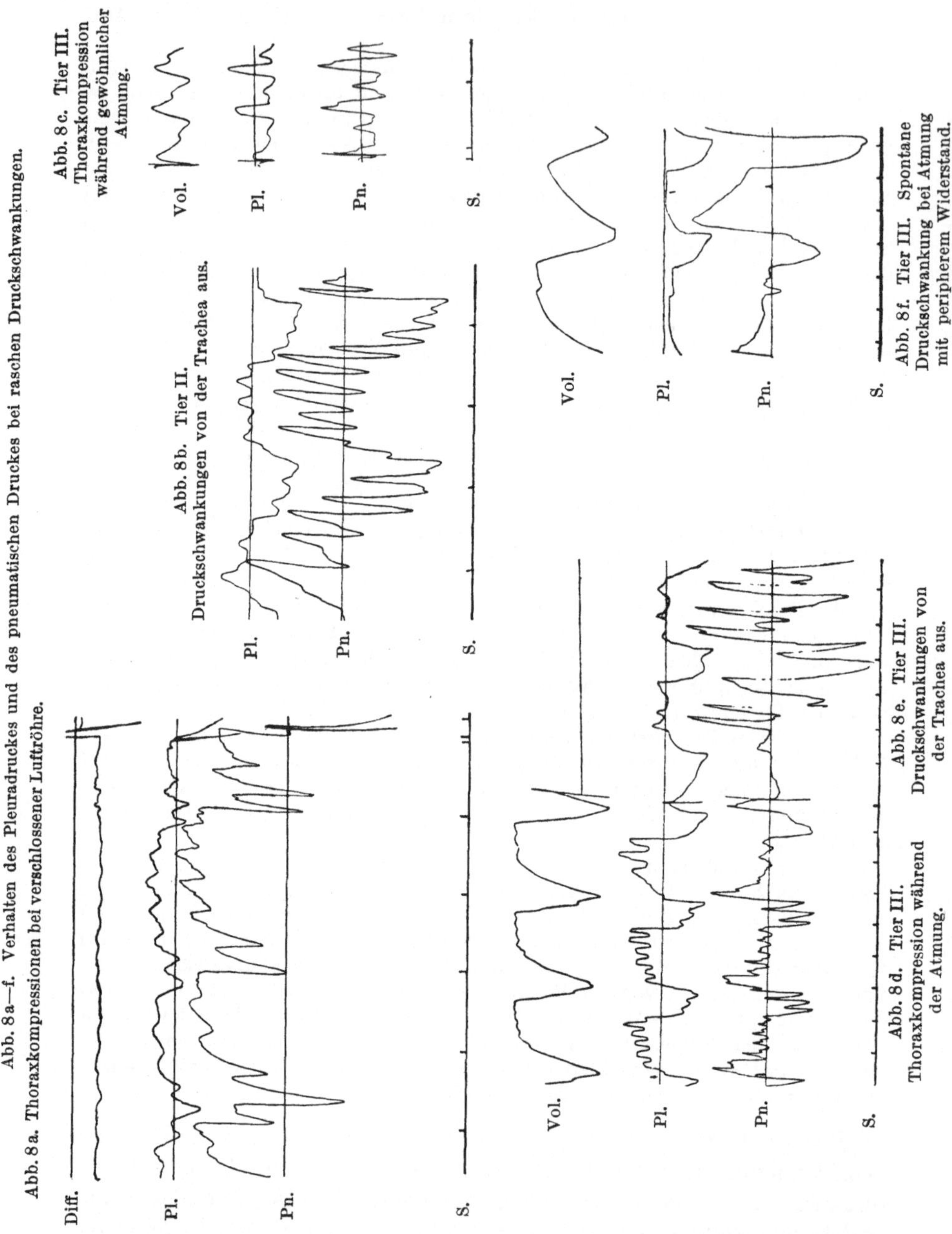

Abb. 8a—f. Verhalten des Pleuradruckes und des pneumatischen Druckes bei raschen Druckschwankungen.

Abb. 8a. Thoraxkompressionen bei verschlossener Luftröhre.

Abb. 8b. Tier II. Druckschwankungen von der Trachea aus.

Abb. 8c. Tier III. Thoraxkompression während gewöhnlicher Atmung.

Abb. 8d. Tier III. Thoraxkompression während der Atmung.

Abb. 8e. Tier III. Druckschwankungen von der Trachea aus.

Abb. 8f. Tier III. Spontane Druckschwankung bei Atmung mit peripherem Widerstand.

aufzufassen ist, indem bei langsamer Atmung mehr die eine, bei rascher Atmung mehr die andere Komponente hervortritt und das Formbild der Kurve bestimmt.

d) *Rasche Schwankungen des pneumatischen Druckes.*

Eine wichtige Frage ist, ob auch unter extremen Verhältnissen, bei sehr raschen Schwankungen, die pneumatische Komponente sich ungeschwächt auf den Pleuradruck überträgt. Wie in dem Abschnitt über „Methodik“ bereits auseinandergesetzt, wurde diese Frage auf zweierlei Weise zu lösen gesucht, einmal durch Erzeugung rascher Druckschwankungen in der Lungenluft von der Trachea aus, sodann durch manuelle Thoraxkompression.

1. Druckschwankungen von der Trachea her (Abb. 8b und e).

Je rascher die Druckschwankungen in der Trachea waren, um so kleiner wurden die Ausschläge des Pleuradruck-Manometers, und um so deutlicher zeigte sich eine Verspätung derselben gegenüber den ersteren. Ganz kurzdauernde, auch beträchtliche tracheale Druckschwankungen äußerten sich an der Pleuradruckkurve höchstens als leichte Einbuchtungen resp. Vorwölbungen. Der Pleuradruck folgt sehr raschen trachealen Druckschwankungen nur in groben Zügen. — Dieser Befund scheint gegen eine Übertragung rascher Druckschwankungen der Lungenluft, d. h. Alveolarluft auf den Pleuradruck zu sprechen. Es ist aber aus zwei Gründen diese Folgerung abzulehnen. Einerseits können die trachealen Druckschwankungen infolge der Widerstände, welche die zentralen Luftwege dem strömenden Medium entgegensetzen, nur mit einer gewissen Verzögerung und — bei sehr raschen Druckschwankungen — infolge von Interferenz der Druckwellen, nur in abgeschwächtem Maße auf die Alveolarluft übertragen werden. — Da ferner bei diesem Versuch der intraalveoläre Druckanstieg nur durch Einströmen von Luft in die Alveolen und nur so weitgehend stattfinden kann, als die dabei erfolgende Dehnung von Lunge und Brustwand einen Gegendruck auf den Lungeninhalt ausübt, so ist es klar, daß die interpleuralen Druckschwankungen kleiner sein müssen als die intratrachealen, und daß aus dem Ergebnis dieses Vorgehens kein Schluß gezogen werden darf bezüglich der Frage, ob rasche Druckschwankungen in der Lungenluft restlos auf den Pleuraraum übertragen werden.

2. Manuelle Thoraxkompression (Abb. 8a und d).

Es zeigte sich bei diesen Versuchen, daß der Pleuradruck in allen Einzelheiten den intrapulmonalen Druckschwankungen zu folgen vermag, indem die Kurve des Pleuradruckes und die des trachealen Seitendruckes einander annähernd parallel verliefen — namentlich wenn der Versuch bei *verschlossener Trachea* vorgenommen wurde.

Bei offenen Luftwegen ergab der Vergleich zwischen den Kurven des Außendruckes und des Innendruckes, daß bisweilen die Druckschwankungen an der Lungenoberfläche ausgiebiger waren als die intratrachealen, eine Erscheinung, die nicht anders erklärt werden kann, als durch die Wirkung des Strömungswiderstandes der zentralen Luftwege, der — (in umgekehrter Richtung wie beim oben beschriebenen Vorgehen) — den Druckausgleich zwischen Alveolen und Trachea verzögerte.

Die unmittelbare Registrierung der Druckdifferenzen zwischen Pleuradruck und trachealem Seitendruck bei raschen hohen Schwankungen beider (Abb. 8a) ergab bei Abschluß der Trachea eine annähernd horizontale Linie. Die kleinen Schwankungen, welche doch auf kurzdauernde Differenzen zwischen Pleuradruck und trachealem Innendruck hinweisen — im Maximum bis zu 1 cm H_2O — können auf den Strömungswiderstand der dazwischen liegenden Luftwege zurückgeführt werden, welcher den Druckausgleich zwischen Trachea und Lungenluft verzögert.

Aus diesen Versuchen ist wohl mit großer Wahrscheinlichkeit zu schließen, daß auch rasche erhebliche Druckschwankungen in der Lungenluft sich ungeschwächt und momentan auf den Pleuradruck übertragen.

3. *Weitere Komponenten des dynamischen Pleuradruckes.*

a) *Definition des Restdruckes.*

Die Vergleichung von Pleuradruckkurve, Volumkurve und Kurve des trachealen Seitendruckes beweist die Richtigkeit der Auffassung, daß der Druck an der Lungenoberfläche, der Pleuradruck, als Resultante aller Kräfte, welche bei Ruhe oder Bewegung im Lungenkörper auftreten, betrachtet werden kann. Diese Auffassung ermöglichte es, im vorigen Abschnitt die mannigfach verschiedenen Kurvenbilder des dynamischen Pleuradruckes bei verschiedenen Atmungsverhältnissen auf die Eigentümlichkeiten des Kurvenverlaufes zweier Hauptkomponenten zurückzuführen, und zwar der elastischen Retraktionskraft des Lungengewebes und des pneumatischen Druckes in der Lungenluft. Im folgenden soll die Analyse des Pleuradruckes im Sinne der in der Einleitung ausgeführten Gesichtspunkte weitergeführt werden. Vor Allem soll versucht werden, den Anteil des bisher nicht beachteten Widerstandes der Gewebsdeformation seiner Größenordnung nach zu bestimmen. Das oben beschriebene Vorgehen ist aus der Gleichung des Zusammenwirkens der Kräfte an der Lungenoberfläche ohne weiteres verständlich:

In irgendeinem Zeitpunkt, bei Ruhe oder Bewegung des Systems, besteht zwischen der an der Lungenoberfläche wirkenden Kraft (p_{pleur}) und den Kräften im Lungenkörper, als welche in Frage kommen: elastische Retraktionskraft (p_{el}), alveoläre Druckdifferenz gegenüber der Außenluft p_{alv} (die wir in 2 Anteile zerlegen: Differenz zwischen Alveolardruck und trachealem Seitendruck: p_{bronch}; und Druckdifferenz zwischen letzterem und der Außenluft p_{trach}); und evtl. als weitere Kräfte, die den Pleuradruck während der Atemtätigkeit beeinflussen: die Widerstände im Lungengewebe, die bei den Volumänderungen der Lungen sich geltend machen: p_{reib} — folgende Beziehung:

$$p_{pleur} = p_{el} + p_{bronch} + p_{trach} + p_{reib}; \quad \text{wobei} \quad p_{bronch} + p_{trach} = p_{alv}.$$

Da wir die Kräfte-Resultante (p_{pleur}), wie auch einzelne Komponenten direkt gemessen haben, so lassen sich die übrigen Komponenten aus der Gleichung berechnen.

Zunächst ist $p_{pleur} - p_{trach}$ = *Differenzdruck* = p_{diff}, welcher in einer Reihe von Versuchen durch graphische Registrierung direkt gegeben ist. — Aus der Volumkurve ist ferner p_{el} bekannt und vom Differenzdruck subtrahierbar: $p_{diff} - p_{el}$ = *Restdruck* = p_{rest}; dabei ist $p_{rest} = p_{bronch} + p_{reib}$; und die Kenntnis von p_{bronch} erlaubt die letzte Komponente (p_{reib}) zu berechnen.

b) *Bestimmung des Restdruckes.*

Die Differenzdruckkurve wurde bei den 3 ersten Tieren durch Subtraktion der Ordinaten der rektifizierten Kurven von Pleuradruck und trachealem Seitendruck konstruiert, ein Vorgehen, das zu erheblichen Fehlerquellen führte, welche bei den folgenden Versuchen ausgeschaltet wurden durch Benützung einer den Differenzdruck direkt registrierenden Schreibkapsel.

Der Restdruck ($p_{diff} - p_{el}$) wurde bestimmt, indem die rektifizierte Differenzdruckkurve und die elastische Spannungsdruckkurve (= Atemvolumkurve) übereinander gezeichnet wurden unter Gleichsetzung ihrer Ordinatenwerte im Zeitpunkt des Phasenwechsels.

Das gegenseitige Verhalten der beiden Kurven ist während der Inspirationsphase ein wechselndes. Die Differenzdruckkurve bleibt gegenüber der Volumkurve bald zurück, d. h. weist in gleichen Zeitpunkten kleinere negative Druckwerte auf, bald eilt sie ihr voraus. Ersteres Verhalten findet sich besonders häufig, in einzelnen Versuchen konstant, nach der Vagotomie. Dies paradoxe Verhalten der beiden Kurven (daß der dynamische Druck kleiner ist als der statische), kann nur durch die Annahme erklärt werden, daß die Volumänderung der Lunge auf der operierten Seite nicht parallel ging der von beiden Lungen gleichzeitig registrierten Atemvolumkurve, daß entweder aus mechanischen Gründen, z. B. wegen des Pneumothorax oder infolge reflektorischer Einflüsse von der Wundstelle aus, besonders bei sehr tiefer Atmung (nach Vagotomie), die inspiratorische Volumänderung auf jener Seite langsamer erfolgte und kleiner war, als von der Atemvolumkurve beider Lungen angegeben wurde.

Klarer und eindeutiger liegen die Verhältnisse bei der Exspiration, weil diese, als rein passiver Vorgang (wenn die Strömungswiderstände nicht zu groß sind) überhaupt langsamer und weniger intensiv erfolgt als die Inspiration. Der exspiratorische Schenkel der Differenzdruckkurve liegt, wie zu erwarten, fast ausnahmslos über demjenigen der Spannungsdruckkurve, entsprechend einem relativen Überwiegen des dynamischen Druckes über den statischen. Der von beiden Kurvenschenkeln begrenzte Raum, resp. die Druckdifferenz zwischen beiden, entspricht dem dynamischen Anteil des Pleuradruckes unter Abzug des durch extratracheale Strömungswiderstände bedingten Anteiles des gesamten Strömungsdruckes (= Restdruck). — Dieser Restdruck resp. die maximale Druckdifferenz zwischen beiden Kurven während der Exspirationsphase, wird um so größer, je höher die Strömungsgeschwindigkeit ansteigt; bei Zunahme des peripheren Widerstandes dagegen nimmt sie ab entsprechend der mit der Widerstandserhöhung einhergehenden Verlangsamung der Atmung und Abnahme der Strömungsgeschwindigkeit der Atemluft.

Die maximalen Druckdifferenzen zwischen Differenz- und Spannungsdruckkurve wurden in einem Koordinatensystem mit den zugehörigen Volumgeschwindigkeiten (V in ccm/sec) in Beziehung gesetzt. — Um die an Tieren mit verschiedenem Lungengewicht gefundenen Werte miteinander vergleichen zu können, mußten sie auf gleiche Lungenvolumina resp. Lungengewichte — (es wurde ein mittleres Lungengewicht von 10 g gewählt) — reduziert werden, und zwar durch Multiplikation der Sekundenvolumwerte mit dem Faktor $\frac{10\ (g)}{\text{Gew. d. Lunge}\ (g)}$; $V_{red} = V \cdot \frac{10}{L}$. Wir machen dabei die wahrscheinliche Annahme, daß die Lunge eines kleineren Tieres einem entsprechenden Gewichtsanteil der Lunge eines größeren Tieres, wenn nicht zu große Gewichtsunterschiede vorliegen, gleichgesetzt werden kann. Auf die größeren Abschnitte einer Lunge verteilen sich die Atemvolumina proportional der relativen Größe ihres Parenchymanteiles[1]). Bei einem Lungen-

[1]) *Rohrer*, Pflügers Arch. f. d. ges. Physiol. **162**, 263. 1915.

gewicht von a g und der Atemvolumleitung V pro Sekunde ist der Volumanteil eines Lungenabschnittes von b g: $V \cdot \frac{b}{a}$, während die Druckwerte für die ganze Lunge und für ihre Teile dieselben sind. — Da für den Restdruck eine verhältnismäßig kleine Anzahl von Bestimmungen vorlag, wurde der maximale Restdruck auch aus den Arbeitsdiagrammen (s. unten) ermittelt und nebst den zugehörigen Werten für die Volumgeschwindigkeit mit in das Koordinatensystem aufgenommen, letztere ebenfalls reduziert auf ein Lungengewicht von 10 g. — Die in das Koordinatensystem eingezeichneten Punkte lassen, trotz der nicht unbeträchtlichen Streuung, in ihrer Anordnung eine bestimmte Richtung erkennen, indem eine die Punktschar gleichmäßig teilende Linie mit wachsender Volumgeschwindigkeit parabelähnlich ansteigt (Abb. 9).

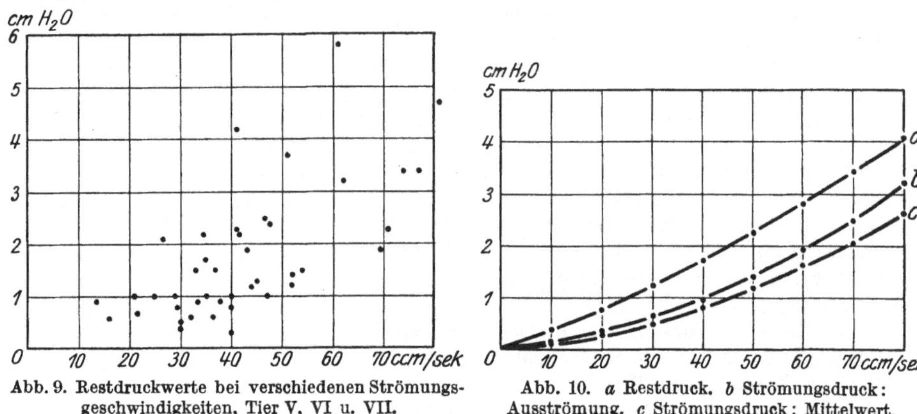

Abb. 9. Restdruckwerte bei verschiedenen Strömungsgeschwindigkeiten, Tier V, VI u. VII.

Abb. 10. *a* Restdruck. *b* Strömungsdruck: Ausströmung. *c* Strömungsdruck: Mittelwert.

Der Verlauf dieser Linie wurde in der Weise festgestellt, daß zunächst die Punkte gruppenweise zusammengefaßt, und für je 10 ccm Unterschied der Sekundengeschwindigkeit (wo die Punkte weiter auseinander lagen für je 20 ccm) die Mittelwerte der einzelnen Gruppen bestimmt wurden. Diese durch Ausgleich der Einzelwerte gewonnenen Mittelwerte ordnen sich in einen Linienzug, welcher gegen die Ordinatenachse konkav ist. Die Steigung der Linie wächst also mit zunehmender Volumgeschwindigkeit. Um die Kurve zu bestimmen, welche sich den einzelnen Punkten möglichst anschmiegt, wurde angenommen, daß der Restdruck eine Funktion der Volumgeschwindigkeit darstellt, welche ein lineares und ein quadratisches Glied enthält: $p = a\,V + b\,V^2$; wobei a und b Konstanten sind. Für den Strömungsdruckanteil, welcher durch innere Reibung der strömenden Atemluft entsteht, ist diese Funktionsform geltend, wie in einer nachstehenden Arbeit gezeigt werden soll. Der andere Anteil des Restdruckes, der Deformationswiderstand, ist auf innere Reibung in den bei der Lungenvolumänderung deformierten Gewebslamellen zu beziehen, und es ist wahrscheinlich, daß seine Abhängigkeit von der Volumgeschwindigkeit durch eine Formel von gleichem Bau, wie der Funktionsausdruck für den Strömungswiderstand, dargestellt werden kann. — Für die Summe beider Anteile, den Restdruck, ist daher dieselbe Formel als geltend anzusehen. Die Bestimmung der Kurve mit der Formel $p = a\,V + b\,V^2$, welche den experimentell gegebenen Werten des Restdruckes sich möglichst anschmiegt, geschah nach einem Ausgleichsverfahren, welches auf der *Gauss*schen Methode der kleinsten Fehlerquadrate sich aufbaut[1]). — Für den Restdruck bestimmte

[1]) *Löwi*, Abderhaldens Handb. der biochem. Arbeitsmethoden 8, 642—659.

sich die Formel der Ausgleichskurve zu $p = 0{,}034\ V + 0{,}000\,214\ V^2$ (Abb. 10, Kurve a). Der Strömungsdruck in den zentralen Luftwegen ist:

inspiratorisch: $p = 0{,}00\,67\ V + 0{,}000\,236\ V^2$

exspiratorisch: $p = 0{,}00\,78\ V + 0{,}000\,412\ V^2$

Mittelwert von Inspiration und Exspiration:

$$p = 0{,}00\,72\ V + 0{,}000\,324\ V^2,$$

Die Formel für die Differenz zwischen Restdruck und Strömungsdruck ist bei Verwendung des mittleren Strömungsdruckes:

$$p = 0{,}02\,68\ V - 0{,}000\,11\ V^2;$$

bei Verwendung des exspiratorischen Strömungsdruckes:

$$p = 0{,}0262\ V - 0{,}000\,198\ V^2.$$

Sämtliche Werte gelten für Lungen von 10 g Gewicht. — Abb. 10 gibt die für den Restdruck und für den Strömungsdruck bestimmten Kurven wieder.

Da die experimentelle Bestimmung der Strömungswiderstände Größenunterschiede zwischen inspiratorischen und exspiratorischen Werten ergab, wurde einerseits das Mittel zwischen beiden zur Bestimmung des Strömungsdruckes benützt, andrerseits bloß die Ausströmungswerte verwendet, da ja auch für den Restdruck — abgesehen von den Arbeitsdiagrammen — die Druckwerte sich ausschließlich auf die Exspiration beziehen.

c) *Deformationswiderstände.*

Die Differenz zwischen der Kurve des Restdruckes und denen des Strömungsdruckes, den Deformationswiderständen bei der Dehnung und Entspannung der Lungen entsprechend, ist in Abb. 11 graphisch dargestellt. Aus der nach abwärts gerichteten Krümmung der Kurve — entsprechend dem negativen quadratischen Gliede — ergibt sich, daß mit zunehmender Strömungsgeschwindigkeit der Druckzuwachs sich verlangsamt und, wenn man bloß die Ausströmungswerte für den Strömungswiderstand berücksichtigt, von einer gewissen Strömungsgeschwindigkeit an sogar eine Abnahme der Reibungsgröße im Lungengewebe stattfindet. Ob auch der Dehnungszustand der Lungen auf die Größe der Reibungswiderstände im Lungengewebe einen Einfluß besitzt, konnte an diesem Material nicht näher untersucht werden. Über die absolute Größe der Reibungswiderstände im Lungengewebe und ihr Verhältnis zum Strömungswiderstand im Bronchialsystem orientieren folgende Tabellen II und III, von denen die

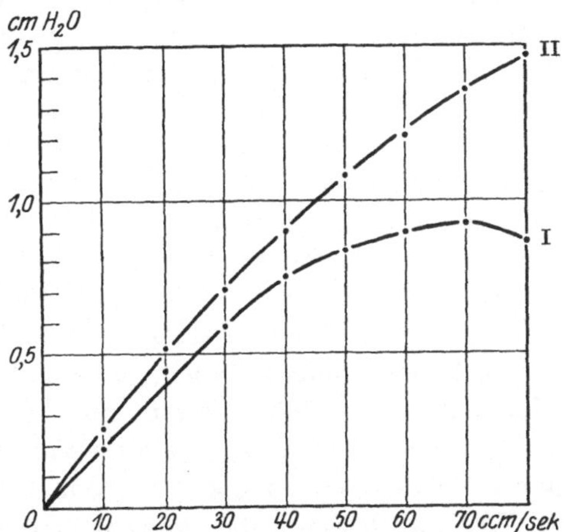

Abb. 11. Deformationswiderstand bei verschiedenen Strömungsgeschwindigkeiten. I: Differenz von Restdruck und exspirat. Strömungsdruck. II: Differenz von Restdruck und mittlerem Strömungsdruck.

erste Mittelwerte, die zweite Ausströmungswerte für den Strömungsdruck enthält.

Tabelle II.

Sekundenvolumen . . . ccm	10	20	30	40	50	60	70	80
Restdruck . . . . . cm H_2O	0,36	0,76	1,21	1,70	2,24	2,81	3,43	4,09
Strömungsdruck (Mittelwerte) cm H_2O	0,10	0,25	0,50	0,80	1,16	1,60	2,07	2,62
Deformationswiderstände cm H_2O	0,26	0,51	0,71	0,90	1,08	1,21	1,36	1,47

Tabelle III.

Sekundenvolumen . . . ccm	10	20	30	40	50	60	70	80
Restdruck . . . . . cm H_2O	0,36	0,76	1,21	1,70	2,24	2,81	3,43	4,09
Strömungsdruck (Ausströmungswerte). . cm H_2O	0,17	0,32	0,62	0,95	1,40	1,91	2,50	3,22
Deformationswiderstände cm H_2O	0,19	0,44	0,59	0,75	0,84	0,90	0,93	0,87

Wie schon aus dem verschiedenen Verhalten der Kurven ersichtlich, gehen Deformations- und Strömungswiderstände nicht parallel. Nach der ersten Tabelle ist der auf die Deformationswiderstände zu beziehende Anteil des Pleuradruckes bis zu einer Atemgeschwindigkeit von ca. 45 ccm/sec größer als der auf die Strömungswiderstände im Bronchialsystem entfallende und beträgt bei kleiner Volumgeschwindigkeit (bis zu etwa 20 ccm/sec) ungefähr das doppelte von diesem; bei einer Volum-Geschwindigkeit von 45 ccm/sec sind beide Anteile ungefähr gleich groß; bei weiterer Zunahme der Volumgeschwindigkeit überwiegt der auf die Strömungswiderstände entfallende Anteil.

Nach der zweiten Tabelle, übertreffen die für die Deformationswiderstände ermittelten Werte nur bei kleiner Volumgeschwindigkeit die Strömungswerte, und auch da nur unbedeutend und betragen bei hoher Volumgeschwindigkeit nur ein Drittel bis ein Viertel der letzteren.

Wenn auch durch die Reihe rechnerischer Operationen, welche zur Ermittlung des Deformationswiderstandes anzuwenden waren, die Zuverlässigkeit der einzelnen Zahlenwerte eine bedingte erscheint, so kann doch gesagt werden, daß der Deformationswiderstand des Lungengewebes einen meßbaren Anteil des Pleuradruckes ausmacht, welcher seiner Größenordnung nach gegenüber den anderen Komponenten nicht vernachlässigt werden darf. Bei den höchsten untersuchten Volumgeschwindigkeiten verursachen die Deformationswiderstände einen Druckanteil von 1—1$^1/_2$ cm H_2O.

4. *Topographie des Pleuradruckes.*

Die in der Einleitung bereits erwähnte Frage bezüglich des Auftretens von Druckdifferenzen an verschiedenen Stellen des Pleuraspaltraumes während der Atemtätigkeit müssen wir nach den Ergebnissen unserer Untersuchung negativ beantworten.

Diese Ergebnisse sind nicht etwa darauf zurückzuführen, daß die Druckregistrierungen in einem Pneumothorax vorgenommen wurden, da — wie bereits erwähnt — gerade bei diesen Versuchen besonders danach getrachtet wurde, die Luft möglichst vollständig aus dem Pleuraraum zu entfernen, und daß dies tatsächlich erreicht worden ist, geht aus der Tatsache hervor, daß die Pleuradruckkurve, selbst bei den größten Druckschwankungen im Pleuraraum — während Trachealverschluß —, kaum jemals und nur ganz unbedeutend die Nullabszisse übersteigt (Abb. 12c).

In Versuch III wurde der Pleuradruck gleichzeitig von 2 Intercostalräumen aus (I. und III.) registriert. Dieser Versuch, ebenso wie der IV. — mit 4 Pleurakanülen und 4 damit verbundenen Schreibapparaten — hatte den Zweck, über das Verhalten der Druckschwankungen an verschiedenen Stellen des Pleuraraumes zu orientieren und gröbere Unterschiede im Druckablauf — zeitlicher oder quantitativer Art — festzustellen, der erste Versuch (III) namentlich bei besonders raschen Druckschwankungen, wie sie erzeugt wurden von der Trachea aus oder durch manuelle Kompressionen des Thorax. Abb. 12a u. b läßt erkennen, daß selbst ganz unbedeutende und kurzdauernde Schwankungen an der einen Pleuradruckkurve sich an der anderen wiederfinden. Was die verschiedene Größe der Ausschläge an beiden Kurven anbelangt, so ist diese nur eine scheinbare, da die verwendeten Registrierapparate von ungleicher Empfindlichkeit waren.

Um genaueren Aufschluß über die Größenverhältnisse der Druckschwankungen an verschiedenen Stellen des Pleuraraumes zu erhalten und um eventuelle zeitliche Verschiebungen zwischen den Druckschwankungen festzustellen, wurde in einem weiteren Versuch (IV) mit 4 Pleurakanülen (Tier VIII) die oben beschriebene Differenzdruckkapsel verwendet und abwechselnd je mit zwei Kanülen in Verbindung gesetzt. Quantitative Unterschiede zwischen den synchron verlaufenden Druckschwankungen an beiden Stellen des Pleura-Spaltraumes oder zeitliche Unterschiede bei gleich großen Druckschwankungen müssen sich durch Ausschläge der Differenzdruckkapsel feststellen lassen. Abb. 12c zeigt, daß tatsächlich kleine Ausschläge an der Differenzdruckkurve vorhanden sind, daß sie jedoch, selbst bei den größten Druckschwankungen im Pleuraraum — nämlich bei Verschluß der Trachealkanüle — minimal sind, d. h. 5 mm H_2O nicht übersteigen. Wie sich herausstellte, müssen diese Bewegungen des Schreibhebels auf die Konstruktion des Apparates

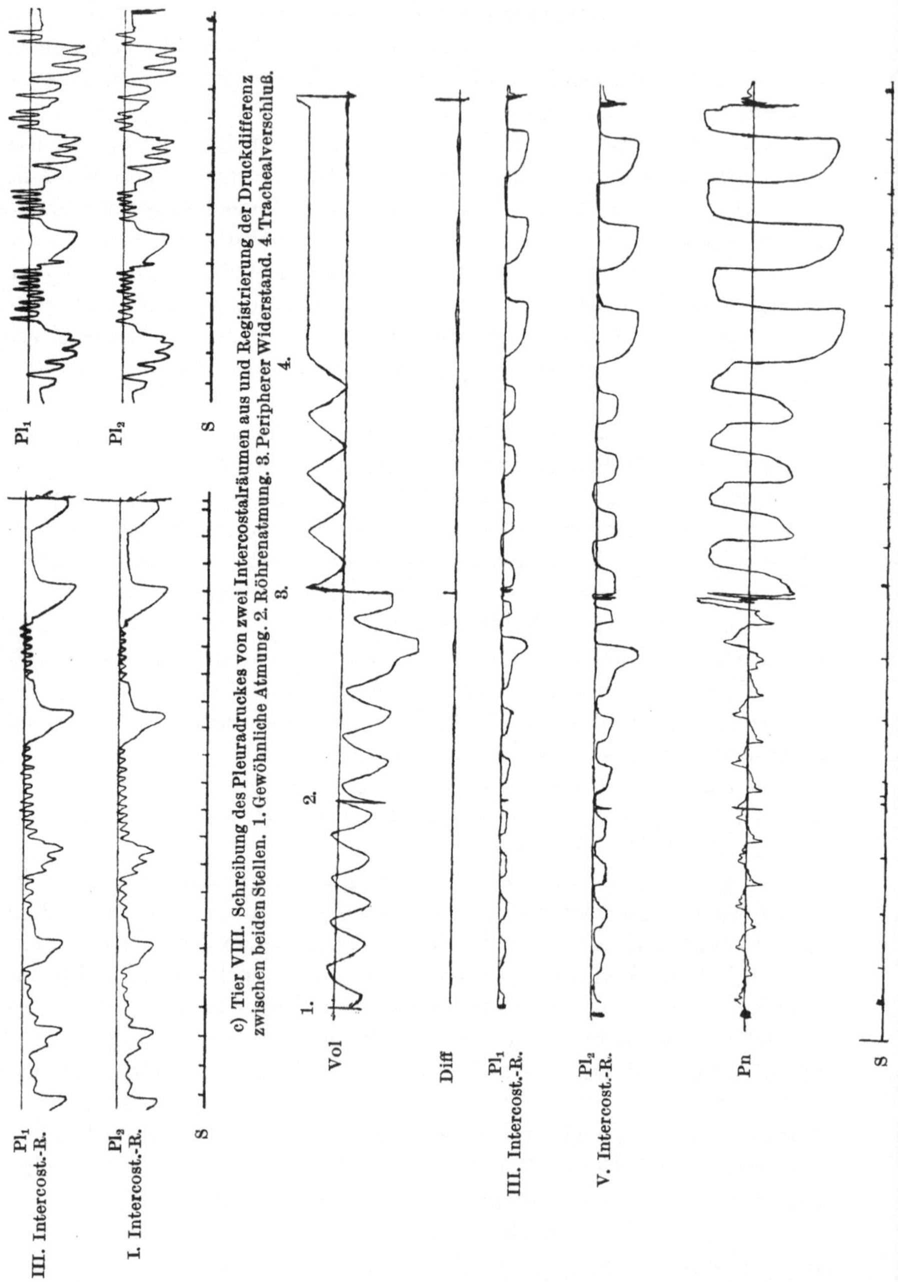

Abb. 12 a—c. Topographie des Pleuradruckes.

a) Tier III. Pleuradruckschreibung in zwei Intercostalräumen bei raschen Druckschwankungen durch Thoraxkompression.

Pl_1 III. Intercost.-R.

Pl_2 I. Intercost.-R.

S

b) Tier III. Schreibung von zwei Stellen bei raschen Druckschwankungen von der Trachea her.

Pl_1

Pl_2

S

1. 2. 3. 4.

Vol

Diff

Pl_1 III. Intercost.-R.

Pl_2 V. Intercost.-R.

Pn

S

c) Tier VIII. Schreibung des Pleuradruckes von zwei Intercostalräumen aus und Registrierung der Druckdifferenz zwischen beiden Stellen. 1. Gewöhnliche Atmung. 2. Röhrenatmung. 3. Peripherer Widerstand. 4. Trachealverschluß.

bezogen werden, da sie sich auch bei völlig gleichen Druckschwankungen in beiden Kapselräumen beobachten ließen, wahrscheinlich als Folge einer leichten Verbiegung ihrer Befestigungsstäbe während des Druckanstieges.

5. *Arbeitsdiagramme.*

Wie schon erwähnt, wurden gleichzeitig Diagramme für den Pleuradruck, den trachealen Seitendruck und den Differenzdruck aufgenommen, wobei stets auch Atemvolumen und Zeit markiert wurden.

In gleicher Weise, wie bei den früheren Versuchen, wurden die Versuchsbedingungen variiert, und Diagramme aufgezeichnet bei gewöhnlicher Atmung, bei Dyspnöe (Röhrenatmung), Widerstandserhöhung (peripher und zentral von der Abgangsstelle des Manometerschlauches von der Trachea), bei gleichzeitiger Röhrenatmung und Widerstandserhöhung, nach Vagotomie.

a) *Quantitative Verhältnisse*: Der Flächeninhalt der Diagramme gibt die Arbeitsleistung während eines Atemzuges (= Inspiration + Exspiration) an, ausgedrückt in g/cm nach dem technischen Maßsystem.

1. Das *Diagramm des Pleuradruckes* entspricht der Gesamtarbeit, die von den an der Lungenoberfläche angreifenden Kräften während eines Atemzuges geleistet wird. Wie schon in der Einleitung ausgeführt, ist der auf bloße Volumänderung der Lungen fallende Anteil der Gesamtarbeit gleich Null; da die in der einen Atemphase (Inspiration) zur Dehnung der Lunge aufgewendete Energie in der anderen Phase (Exspiration) restlos wieder zurückgewonnen wird. Dasselbe gilt für die Massenkräfte, falls solche bei der Volumänderung der Lunge auftreten sollten; nur daß bei letzteren die Zurückgewinnung des auf ihren Anteil zu beziehenden Energieverlustes gegen Ende einer jeden Atemphase erfolgt. Der Hauptanteil des im Pleuradruckdiagramm zur Darstellung kommenden Energieverlustes ist infolgedessen auf die Strömungsarbeit zu beziehen, die wir in einen zentralen Anteil — entsprechend dem Strömungsbezirk zwischen Alveolen und Trachea — und einen peripheren Anteil zerlegen können, der dem peripheren Strömungsgebiet (Trachea-Gadapparat) entspricht. Als zweite Quelle des Energieverlustes, die in der Größe des Pleuradruckdiagrammes sich geltend macht, haben wir die Reibungswiderstände anzusehen, die bei den Volum- und Formänderungen des Lungengewebes auftreten.

2. Das *Diagramm des trachealen Seitendruckes* entspricht dem Energieverbrauch im peripheren Strömungsgebiet zwischen Trachea und Volumschreiber.

3. Das *Diagramm des Differenzdruckes* gibt den Energieverbrauch im zentralen Strömungsgebiet zwischen Alveolen und Trachea (-Strömungsanteil) und im Gewebe des Lungenkörpers (Deformationswiderstand).

Die im folgenden angegebenen Werte über die Arbeitsgröße machen keinen Anspruch auf Genauigkeit. Sie sollen bloß einen Begriff von der Größenordnung geben, innerhalb welcher der Energieverbrauch unter verschiedenen Versuchsbedingungen schwankt. Die nicht unbeträchtliche Fehlerbreite, die zum Teil auf die Apparatur zu beziehen ist (Verzerrung der Kurven durch Reibung der Schreibhebel am Kurvenblatt bei zu festem Anlegen derselben), teils von Ungenauigkeiten bei der Vermessung der Diagrammflächen herrührt, spricht sich am deutlichsten im Diagramm des Differenzdruckes aus, dessen ausgemessener Flächeninhalt namentlich bei kleiner Fläche nicht immer mit dem berechneten übereinstimmt (s. auch Tab. VIII—X). Die in Klammern beigefügten Zahlen bezeichnen in den folgenden Tabellen die berechneten Werte für die Diagrammflächen des Differenzdruckes. Trotz dieser Ungenauigkeit lassen die unten angeführten Zahlen deutliche Gesetzmäßigkeiten bezüglich des Energieverbrauches unter verschiedenen Versuchsanordnungen erkennen.

1. Die Größe sämtlicher Diagrammflächen ist abhängig von der *Atemtiefe*, was am deutlichsten in folgendem Fall (Vagusatmung) sich zeigt, wo trotz verminderter Volumgeschwindigkeit eine Vergrößerung der Diagrammflächen entsprechend dem höheren Atemvolumen stattgefunden hat:

Tabelle IV.

Widerstand	Atem-Vol. ccm	Sek.-Vol. ccm	Pleura-Druck	Trach.-Druck	Diff.-Druck	
I	13	42	56	14	30 (42)	Tier VII
I	24	36	80	30	42 (50)	

2. Mit *steigender Bewegungs-(Strömungs-)Geschwindigkeit* nimmt der Flächeninhalt aller drei Diagramme zu:

Tabelle V.

Widerstand	Atem-Vol. ccm	Sek.-Vol. ccm	Pleura-Druck	Trach.-Druck	Diff.-Druck	
I	25	55	63	42	7 (21)	Tier V
I	39	98	210	137	64 (73)	

In diesem Versuch findet sich allerdings nicht bloß eine Zunahme des Sekundenvolumens, sondern gleichzeitig eine Vergrößerung des Atemvolumens, die ja an und für sich schon eine Vergrößerung der Diagrammflächen hervorruft. Aus Tab. IV geht hervor, daß bei annähernder Verdoppelung des Atemvolumens die Diagrammfläche höchstens eine Größenzunahme um das Doppelte erfährt. In Tab. V ist die Zunahme der Atemtiefe lange nicht so groß, und doch steigt der Flächenwert der Diagramme bis auf ca. das $3^1/_2$fache, woraus mit Bestimmtheit zu schließen ist, daß in diesem Fall die Vergrößerung der Diagrammfläche auf die erhöhte Strömungsgeschwindigkeit zu beziehen ist.

3. *Zunahme des peripheren Strömungswiderstandes* vergrößert die Diagrammflächen von Pleuradruck und peripherem Strömungsdruck (trachealem Seitendruck), beeinflußt hingegen das Diagramm des Differenzdruckes, seinem Flächeninhalt nach, nur insofern, als Atemtiefe und -Frequenz bzw. die Strömungsgeschwindigkeit dadurch verändert, meist herabgesetzt wird:

Tabelle VI.

Widerstand	Atem-Vol. ccm	Sek.-Vol. ccm	Pleura-Druck	Trach.-Druck	Diff.-Druck	
kl. Widerstand periph.	13	42	56	14	30 (42)	Tier VII
gr. „ „	14	40	118	86	14 (32)	

4. *Erhöhung des zentralen Widerstandes* beeinflußt die Diagramme des trachealen Seitendruckes und Differenzdruckes in umgekehrter Weise, indem letzteres vergrößert, ersteres nur durch Veränderung der Strömungsgeschwindigkeit beeinflußt wird:

Tabelle VII.

Widerstand zentral	Atem-Vol. ccm	Sek. Vol. ccm	Pleura-Druck	Trach.-Druck	Diff.-Druck	
I (klein)	13	42	56	14	30 (42)	Tier VII
II (groß)	13	31	94	8	88 (86)	

Die Tab. VIII, IX und X enthalten die Diagrammwerte für alle untersuchten Verhältnisse bei Tier V, VI und VII.

Tabelle VIII.

Tier V, 3,53 kg. Lungengewicht 17,3 g.

	Q	n	L	V	Pl.-Dr.	Pn.-Dr.	Diff.-Dr.
I. Gew. Atm. 3	29,2	64,5	1878	62,6	71	50	12
II. Röhr. Atm. 2	42,7	69,2	2943	98,1	248	160	82
III. Widerstand 2. . . .	36,2	49,3	1787	59,6	350	310	25
IV. Wid. + Röhr. Atm. 3	38,8	46,4	1810	60,3	479	457	27
V. Vag. gew. Atm. 1 . .	73	24,7	1802	60,1	272	244	?
VI. Vag. + Röhr. Atm. 1	69	28	1932	64,4	709	611	104
VII. Vag. + Widerstand 2	62	25,2	1563	52,1	546	587	64

Bezeichnungen der Tabelle: Q = Atemvolum ccm, n = Atemfrequenz pro Min., L = Liefermenge pro Min. ccm, V = Volumgeschwindigkeit ccm/Sek. Die in der ersten Spalte nachgesetzte Zahl, z. B.: I. Gew. Atm. 3, ist die Anzahl ausgemessener Versuche.

Tabelle IX.

Tier VI, Gewicht 2,7 kg. Lungengewicht 10 g.	Q	n	L	V	Pl.-Dr.	Pn.-Dr.	Diff.-Dr.
I. Gew. Atm. 2 . . .	20	80,3	1607	53,6	54	20	41
II. Röhr. Atm. 2 . . .	35	72,5	2539	84,6	262	70	263
III. Widerstand 2 . . .	19	66,7	1269	42,3	102	103	34
IV. Wid. + Röhr. Atm. 2	31	62,1	1928	64,3	318	275	135
V. Zentraler Widerst. 2	29	79	2291	76,4	181	53	162
VI. Vag. gew. Atm. 2 .	38,5	30,2	1163	38,7	127	45	94
VII. Vag. + Röhr. Atm. 2	37,5	40,6	1489	49,6	82 ?	59	56
VIII. Vag. + Widerstand 1	29	38,2	1108	36,9	152	134	26
IX. Vag. + Wid. + Röhr. Atm. 2	27	32,7	884	29,5	137	110	30

Tabelle X.

Tier VII, Gewicht 2,1 kg. Lungengewicht 13 g.	Q	n	L	V	Pl.-Dr.	Pn.-Dr.	Diff.-Dr.
I. Gew. Atm. 2 . . .	12,75	96,7	1233	41,1	56	14	30
II. Röhr. Atm. 2 . . .	15,5	96	1488	49,6	101	23	69
III. Widerstand 2 . . .	13,75	78	1077	35,9	127	106	16
IV. Wid. + Röhr. Atm. 2	16	86,1	1380	46	133	94	20
V. Zentraler Widerst. 1	13	72,1	937	31,2	94	8	88
VI. Zentr. u. gew. Wid. 1	9,5	68,6	652	21,7	114	60	44
VII. Vag. gew. Atm. 2 .	23,7	44,5	1059	35,3	85	25	31,5
VIII. Vag. + Röhr. Atm. 2	27	39,8	1075	35,8	121	27	88
IX. Vag. + Widerst. 2 .	22,5	43,8	986	32,8	88	54	10
X. Vag. + Wid. + R. Atm. 2	24	34,1	818	27,3	186	142	?
XI. Vag. + zentral. Wid. 1	20	34,3	688	22,9	142	10	120
XII. Vag. + zentr. + gew. Widerstand 1 . .	18	36,9	664	22,1	164	64	80

b) *Formbild der Diagramme*: Neben der Größe der Diagrammflächen bietet vor allem auch das mannigfaltige Formbild derselben unter verschiedenen Versuchsbedingungen interessante Verhältnisse dar, indem auch hier ausgeprägte Gesetzmäßigkeiten in den Beziehungen beider sich feststellen lassen. Im folgenden mag daher etwas eingehender auf die Formverhältnisse der 3 Diagramme unter verschiedenen Versuchsbedingungen eingegangen werden. Sämtliche Formangaben beziehen sich selbstverständlich bloß auf den vorliegenden speziellen Fall, daß die Diagramme mit Instrumenten von bestimmter Ausschlagsgröße der Ordinaten- und Abszissenwerte aufgenommen werden. Die charakteristischen Formveränderungen, welche durch Variierung der Versuchsbedingungen hervorgerufen werden, bleiben jedoch auch bei Instrumenten von anderer Empfindlichkeit dieselben, wenn auch nicht bezüglich ihrer Größe, so doch ihrem gesamten Formbild nach.

1. *Diagramm des Pleuradruckes:* Unter *gewöhnlichen Atemverhältnissen,* d. h. wenn kein weiterer Strömungswiderstand den Luftwegen der Tiere vorgeschaltet ist, und die Atmung weder beschleunigt noch dyspnoisch ist, liegt die ganze Diagrammfläche unterhalb der Nulldrucklinie, entsprechend den inspiratorisch wie exspiratorisch negativ bleibenden Werten des Pleuradruckes. Das Diagramm besitzt unter diesen Umständen etwa die Form einer horizontal gelagerten Ellipse, deren Längsdurchmesser — parallel der Nullabszisse verlaufend — den Querdurchmesser bedeutend übertrifft (Abb. 13a). Die beiden Scheitelpunkte der Ellipse entsprechen dem inspiratorischen und exspiratorischen Phasenwechsel. Die Größe des Längsdurchmessers der Ellipse hängt allein von der Atemtiefe, d. h. von der Änderung der Dehnungslage der Lunge, ab, während der Querdurchmesser zum dynamischen Anteil des Pleuradruckes in Beziehung steht und daher durch Strömungsgeschwindigkeit und -Widerstand beeinflußt wird. Aus diesen Beziehungen lassen sich sämtliche Formbilder der Diagramme auf einfache Weise deuten. Wird die *Atmung beschleunigt,* so nimmt der Querdurchmesser der Ellipse gegenüber ihrem Längsdurchmesser zu; das Diagramm nähert sich der Kreisform (Abb. 13b).

In gleicher Weise verändert ein *vorgeschalteter Strömungswiderstand* die Gestalt der Ellipse, und, bei großem Widerstand, besonders wenn die Atmung eine rasche ist, wird der ursprüngliche Querdurchmesser der Ellipse immer größer, die ursprünglich horizontal gelagerte Ellipse geht durch annähernde Kreisform in eine senkrecht stehende Ellipse bzw. in ein Rechteck mit abgerundeten Ecken über (als Resultat der größeren Druckschwankungen und der kleineren Volumänderungen). (Abb. 13c u. d.)

Nach *Vagotomie* nimmt infolge der größeren Volumänderungen der Lungen der horizontale Längsdurchmesser der Ellipse zu (Abb. 13e). Charakteristisch ist die Erscheinung, daß die Ellipse gegen beide Enden hin sich zuspitzt und namentlich im Bereiche des unteren inspiratorischen Endes in einen etwas nach abwärts abgebogenen Ausläufer ausgezogen ist, evtl. sogar in eine Linie ausläuft, da bei der meist kleinen Volumgeschwindigkeit am Ende der Inspirationsphase der dynamische Anteil des Pleuradruckes unbedeutend ist. Bei Röhrenatmung (Abb. 13f) treten beim vagotomierten Tier entsprechende Formveränderungen auf wie beim Normaltier, d. h. der Querdurchmesser der Ellipse wird größer, während die erwähnte Verschmälerung der Fläche in dem Bezirk, welcher der Höhe der Inspiration entspricht, erhalten bleibt. Die Ellipsenform verschwindet infolgedessen, die Fläche nimmt Tropfenform an mit einer in inspiratorischer Richtung ausgezogenen Spitze. Bei Zunahme des Strömungswiderstandes verändert sich die Form des Diagramms auch beim vagotomierten Tier in ähnlicher Weise wie bei rascher Atmung. Die schon unter gewöhnlichen Verhältnissen leicht angedeutete

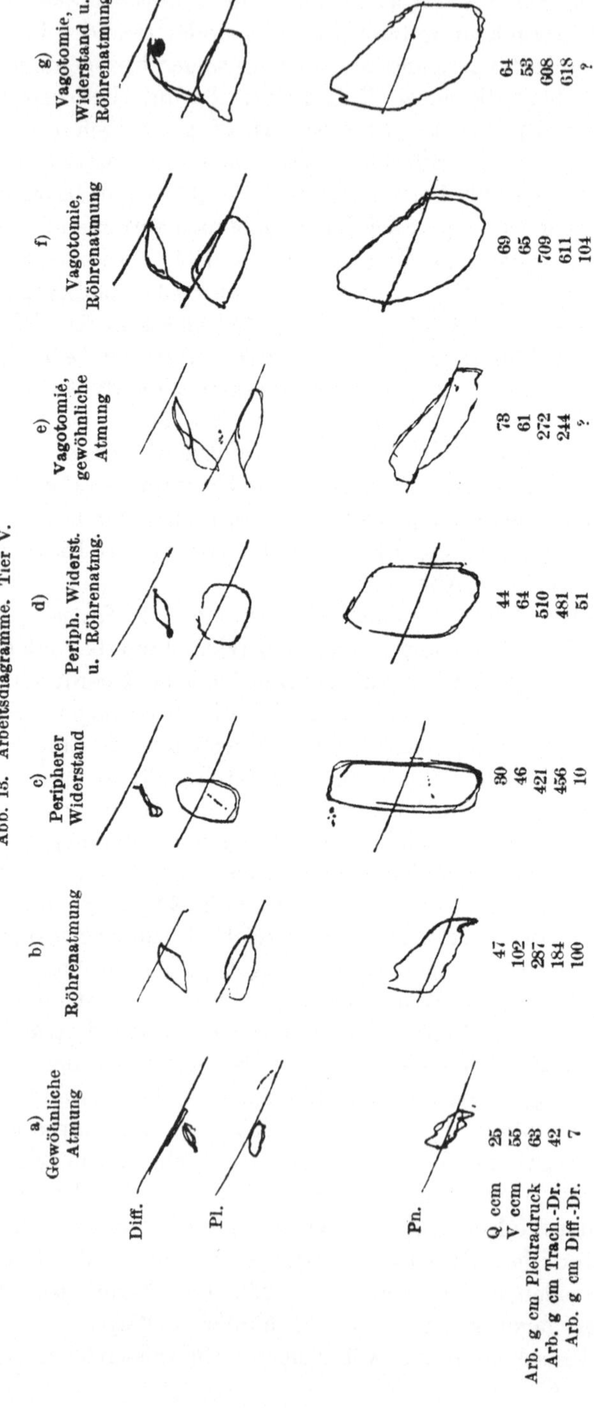

Abb. 13. Arbeitsdiagramme. Tier V.

Knickung der oberen, d. h. der Exspiration entsprechenden Begrenzungslinie der Diagrammfläche, wird mit zunehmendem Widerstande stärker ausgeprägt, derart daß diese Kurve aus einem ansteigenden und einem horizontalen Abschnitt besteht, während an der unteren, der Inspiration entsprechenden Begrenzungslinie, diese Zweiteilung weniger ausgesprochen ist oder ganz fehlt. Diese Eigentümlichkeiten der inspiratorischen und exspiratorischen Begrenzungslinien der Diagrammfläche bewirken, daß die Symmetrie der letzteren in einzelnen Fällen verloren geht, und daß das Diagramm bisweilen eine dreieckige Form annimmt, indem die obere exspiratorische Begrenzungslinie gebrochen erscheint, was darauf zu beziehen ist, daß bei erhöhtem Strömungswiderstand im Beginn der exspiratorischen Atemphase ein vorübergehender bedeutender Druckanstieg in der Lungenluft stattfindet bis nämlich das Ausströmen der Lungenluft in Gang gekommen ist. Die Unterschiede im Verhalten der inspiratorischen und exspiratorischen Begrenzungslinie sind auf Verschiedenheiten der Intensität und Geschwindigkeit der Atembewegung in jeder Phase zu beziehen.

2. *Das Diagramm des peripheren Strömungsdruckes* (trachealer Seitendruck) besitzt bei *gewöhnlicher Atmung* keine Symmetrieebene, wird aber durch die Null-Abszisse in 2 kongruente Teile zerlegt, vorausgesetzt, daß die Strömungsgeschwindigkeit inspiratorisch und exspiratorisch dieselbe ist (Abb. 13a). Die Asymmetrie wird bedingt durch das Auftreten je einer Zacke, die im unteren, inspiratorischen Teil nach unten, im exspiratorischen nach oben gerichtet ist und jeweils im Beginn der Atemphase auftritt. Diese Zacken sind zurückzuführen auf den rasch vorübergehenden beträchtlichen trachealen Druckanstieg zu Beginn einer jeden Atemphase, der ja auch das Diagramm des Pleuradruckes beeinflußt, allerdings nicht in so ausgesprochener Weise. Eine gewisse Rolle beim Zustandekommen dieser Zacken muß aber auch wohl der Schleuderbewegung des Schreibhebels zugeschrieben werden.

Bei *Röhrenatmung*, d. h. bei steigender Strömungsgeschwindigkeit, nimmt die Höhe der Zacken zu (Abb. 13b), während sie bei verlangsamter Atmung resp. geringerer Strömungsgeschwindigkeit, also meist nach Vagotomie und bei erhöhtem Strömungswiderstand, verschwinden. (Abb. 13c.)

Dieser letztere verändert das Diagramm des peripheren Strömungsdruckes in analoger Weise wie das des Pleuradruckes, indem die Höhe des Diagramms zunimmt, und bei sehr großem Widerstand die Form eines aufrecht stehenden Rechtecks zustande kommt, dessen Höhe 3—4 mal so groß sein kann wie seine Breite (Abb. 13c).

Vagotomie bewirkt — entsprechend der Zunahme des Atemvolumens und der meist bestehenden Verlangsamung der Strömungsgeschwindigkeit — Zunahme des wagrechten Durchmessers der Diagrammfläche und Abnahme ihrer Höhe. Die erwähnten zackenförmigen Ausläufer sind nur noch angedeutet, und das Diagramm zeigt die Form eines horizontal gelagerten Rechtecks oder Rhombus, dessen Diagonale von der Null-Abszisse gebildet wird (Abb. 13e).

3. *Die Diagrammfläche des Differenzdruckes* entspricht, wie erwähnt, dem Energieverbrauch durch die zentralen Strömungswiderstände zwischen Alveolen und Trachea und die Deformationswiderstände im Lungengewebe.

Im allgemeinen besitzt dies Diagramm annähernd die Form eines unterhalb der Nullabszisse gelegenen, in bestimmter Richtung gegen dieselbe geneigten schmalen Ovals. Sein Längsdurchmesser entspricht (bei gleich empfindlichen und auf gleiche Punkte der Schreibfläche angesetzten Schreibapparaten für Pleuradruck und Differenzdruck) in Größe und Richtung der Längsachse des Pleuradruckdiagramms. In beiden Fällen ist die Größe der Längsachse durch die Atemtiefe bestimmt, ihre Richtung bzw. Stellung zur Nullabszisse durch die Größe der elastischen Retraktionskraft der Lungen. Die Hälfte des maximalen Querdurchmessers entspricht dem dynamischen Anteil des Differenzdruckes, d. h. dem Restdruck, oder — genauer — seinem aus Inspiration und Exspiration gewonnenen Mittelwert ($p_{br} + p_{reib}$). In dem Abschnitt über die Komponenten des dynamischen Pleuradruckes wurde bereits darauf hingewiesen, daß zur Bestimmung des auf Deformationswiderstände zu beziehenden Anteiles eine Reihe von Werten für den Restdruck den Arbeitsdiagrammen entnommen wurde.

Die Formveränderungen, welche am Diagramm des Differenzdruckes bei Variierung der Versuchsbedingungen auftreten, sind analog den Formveränderungen, die für die beiden anderen Diagramme angegeben worden sind: Erhöhung der Strömungsgeschwindigkeit bewirkt Verbreiterung des Ovals, Erhöhung des peripheren Strömungswiderstandes führt, der damit verbundenen Herabsetzung der Strömungsgeschwindigkeit zufolge, eine Verschmälerung des Ovals herbei, so daß in einzelnen Fällen das Diagramm annähernd linienförmig erscheint, die Diagrammfläche und somit auch die ihr entsprechende Arbeitsleistung nahezu gleich Null wird (Abb. 13c).

Besonderer Erwähnung bedürfen noch die Formverhältnisse der Diagramme nach Vagotomie. — Die Erscheinung, daß der horizontale Durchmesser vergrößert, der vertikale, der meist geringen Volumgeschwindigkeit entsprechend, gewöhnlich klein ist, erklärt sich ohne Schwierigkeit. Die Eigentümlichkeit dieser Diagramme besteht darin, daß bei tiefer und langsamer Atmung (Vagusatmung) die Längsachse des Diagramms nicht eine Gerade darstellt, sondern eine Knickung aufweist, derart, daß der obere, näher zur Nullabszisse gelegene Teil einen weniger steilen Verlauf aufweist, als der tiefere, der höheren Dehnung der Lunge entsprechende (Abb. 13f, g).

Die Längsachse des Diagramms stellt den statischen Lungendruck dar, d. h. die Größe der elastischen Retraktionskraft der Lungen bei verschiedenen Dehnungslagen. Der steilere Verlauf der Diagrammachse von einem bestimmten Punkte, d. h. Volumwert an, weist darauf hin, daß mit einem bestimmten Dehnungsgrade der Lunge ein rascherer Anstieg des statischen Druckes einsetzt, eine Erscheinung, die mit den bei direkter Bestimmung des statischen Druckes (an mit Wasser gefüllten Lungen) gewonnenen Beobachtungen übereinstimmt. (Siehe die demnächst erscheinende Arbeit über die Strömungswiderstände im Bronchialsystem.) Der steilere Verlauf beginnt in allen Fällen bei einem statischen Druck von 5—7 cm H_2O.

Als Kuriosum seien endlich noch die Diagramme erwähnt, bei denen eine Überkreuzung der Begrenzungslinien stattgefunden hat, sei es ungefähr in der Mitte, sei es mehr gegen das inspiratorische oder exspiratorische Ende hin (Abb. 13e—g). Diese Diagrammform fand sich nur in einem Versuch (V) und nur bei Vagusatmung. Der Vorgang der Überkreuzung der Diagrammlinien kann nur durch eine Diskrepanz zwischen Volum- und Druckregistrierung erklärt werden, indem — wie oben schon näher ausgeführt — die registrierte Volumänderung beider Lungen, namentlich bei vertiefter Atmung, hier wahrscheinlich nicht vollständig parallel ging mit der Volumänderung der Lunge auf der operierten Seite.

Zusammenfassung.

1. Um festzustellen, welche Kräfte während der Atmung die Druckverhältnisse im Pleuraraum beeinflussen, wurde (unter Benutzung einer *Meltzer*schen Kanüle) der Pleuradruck registriert: a) bei gewöhnlicher Atmung; b) bei beschleunigter und vertiefter Atmung (Röhrenatmung); c) bei erhöhtem Strömungswiderstande für die Atemluft resp. vollständigem Verschluß der Trachealkanüle; d) bei wechselndem Dehnungszustand der Lunge (Pneumothorax verschiedenen Grades); e) nach Durchschneidung der Nervi Vagi — unter den gleichen Modifikationen der Versuchsbedingungen wie vor der Vagotomie (a—d).

Mit Ausnahme von d) beeinflussen sämtliche (unter a—e aufgeführte) Versuchsbedingungen den Druckablauf im Pleuraraum in spezifischer Weise; es lassen sich an der Pleuradruckkurve bestimmte Formverhältnisse feststellen, welche für jede dieser Versuchsbedingungen charakteristisch sind. Die von verschiedenen Tieren gewonnenen Kurven besitzen außerdem einzelne Formverschiedenheiten, die sich nicht auf einen bestimmten äußeren Faktor in der Versuchsanordnung zurückführen lassen, sondern für jedes Tier einen besonderen Atemtypus darstellen und wohl auf die mehr oder weniger gleichmäßigen oder ungleichmäßigen Bewegungen des Brustkorbes zurückzuführen sind, wobei anzunehmen ist, daß auch Narkose, Unruhe, Ermüdung des Tieres usw. nicht ohne Einfluß auf den Kurvenverlauf sind.

2. Zur weiteren Analyse des Pleuradruckes, und um festzustellen, welche Komponenten die charakteristischen Formveränderungen der Pleuradruckkurve hervorrufen, wurden neben dem Pleuradruck die Volumänderung der Lungen (der die elastische Spannungsänderung parallel geht) und der tracheale Seitendruck registriert. Ein Vergleich der Kurve des Pleuradruckes mit den Kurven der Volumschreibung und des trachealen Seitendruckes ließ erkennen, daß die Formeigentümlichkeiten der beiden letzteren sich mehr oder weniger deutlich an der Pleuradruckkurve ausgeprägt finden, was darauf schließen läßt, daß der Pleuradruck als Resultante von elastischer Retraktionskraft und Innendruck der Lungen aufzufassen ist.

Zur Begründung dieser Auffassung wurde: a) die Dehnungslage der Lunge und damit die Größe ihrer elastischen Spannung verändert, wodurch die Pleuradruckkurve, wie zu erwarten, in ihrer Form nicht beeinflußt, wohl aber gegenüber der Nullabszisse (der Änderung der Dehnungslage entsprechend), verschoben wurde. b) Sodann wurde die Differenz zwischen Pleuradruck und trachealem Seitendruck registriert (mittelst einer zu diesem Zweck konstruierten Differenzdruckkapsel), und entsprechend der teilweisen Ausschaltung der pneumatischen Komponente, eine Annäherung der Differenzdruckkurve an die Volumkurve nachgewiesen. c) Endlich wurde die Übertragbarkeit willkürlicher, selbst sehr rascher und kurz dauernder Druckschwankungen in der Lungenluft auf die Lungenoberfläche demonstriert.

3. Der Pleuradruck läßt sich unter dynamischen Verhältnissen nicht restlos als Resultante von elastischer Retraktionskraft der Lungen und pneumatischem Druck (Alveolardruck) darstellen. Als dritte, ihrer Größenordnung nach — bei höherer Volumgeschwindigkeit wenigstens — an letzter Stelle stehende Komponente, müssen die bei der Dehnung und Entspannung der Lunge in ihrem Gewebe auftretenden Deformationswiderstände angeführt werden, die – gleich den Strömungswiderständen – in Abhängigkeit von der Bewegungsgeschwindigkeit (Volumgeschwindigkeit) stehen.

4. Druckdifferenzen an verschiedenen Stellen des Pleuraraumes ließen sich an Kaninchen mittelst der Differenzdruckkapsel nicht nachweisen, selbst nicht bei sehr rascher und tiefer Atmung.

5. Mit einem Indicator wurden Arbeitsdiagramme für den Pleuradruck, trachealen Seitendruck und Differenzdruck (= zentraler Strömungsdruck + Deformationswiderstand) gezeichnet, ihre Form und ihr Flächeninhalt unter verschiedenen Versuchsbedingungen bestimmt (Änderung von Atemtiefe, -Frequenz, Strömungswiderstand usw.), und damit ein Anhaltspunkt gewonnen für die Größe der in den Lungen bei der Atembewegung geleisteten Arbeit.

Fortsetzung des Inhaltsverzeichnisses! Seite